U0253335

睡眠正能量

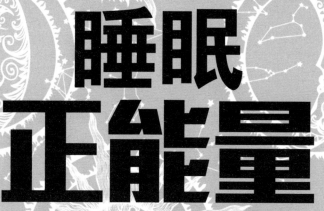

Night School
Wake up to the power of sleep

睡眠好的人更容易成功

〔英〕理查德·怀斯曼（Richard Wiseman） 著

陈蕾 译

湖南文艺出版社
HUNAN LITERATURE AND ART PUBLISHING HOUSE

博集天卷
CS-BOOKY

本书旨在为读者提供有益的建议，然而本书不可替代医生的专业性意见。读者可自由谨慎使用本书，但切不能因所读内容就忽视专业医嘱或拖延就医。如果读者有任何健康方面的担忧，应及时与医生取得联系，切不可在尚未征询医生指导的情况下，私自停用专业药物或治疗。本书的作者和出版商不承担由直接或间接使用本书任何内容所引起的一切责任。

致
道格拉斯
和
卡梅隆

睡眠
正能量

目录

contents

1

如何变得快乐、健康、富有和聪慧／37

我们将探索睡眠的非凡能量，认识一种流行甚广的"僵尸传染病"，并发现你此刻需要入睡的原因所在。

超级睡眠是训练出来的／67

我们将发现"短时睡眠"的真相，探寻如何才能够获得人生中最舒适的睡眠，并且学习如何像婴儿一样安眠。

梦游和夜惊症／99

我们将与梦游者一同散步，探索你是否能在睡眠中完成一场谋杀，并发现打鼾的致命危害。

第八章

控制你的梦／227

我们将探索如何控制你的梦，让噩梦远离，获得充满正能量的人生。

终章

该入睡啦／257

我们将粉碎一些谣言，揭示10个每位成人和儿童都应该知道的关于睡眠和做梦的真相，并开始着手改变世界。

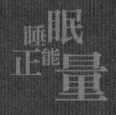

睡眠正能量

Night
School
Night
Night School
Night
School
School
Night
School
Nig
ht
School
Nig
ool
l

简介

唤醒你的正能量

我们将直面魔鬼，意识到
《睡眠正能量》的合理性，并
动身走进黑暗世界。🔲

你生活中的每一天都有奇奇怪怪的事情发生。当你闭上双眼，忘却周遭的一切，你将进入一个神奇的世界。在这片幻想之境中，你可以自由飞翔，与你喜欢的名人享受美好的时光，保卫地球免受僵尸的侵蚀，或者看着自己的牙齿全部脱落。最终，你重获意识，睁开双眼后若无其事地继续着日常的生活，仿佛那一切从未发生。事实上，这并非一次短暂的旅程。平均而言，你每天三分之一的时间被用在睡眠上，而睡眠时间中的四分之一都被用于做梦。

不幸的是，很少有人知道在他们人生的这段时间里究竟发生了些什么。本书将开启一场旅行，带领大家深入了解关于睡眠和做梦的科学领域，提供最实用的方法，帮助大家了解黑夜的秘密。我们将一同探索大脑和身体在每一晚都经历了什么，揭开人类睡眠周期的神秘面纱，并学习如何克服噩梦，探索一夜安眠的诀窍，以及发掘梦为何拥有改变现实生活的能量。

我对于睡眠科学的兴趣，源自几年前我开始与魔鬼同居。我们大约每周会进行一次秘密会晤，形式如出一辙。入睡没多久，我就会突然惊醒，背脊满是冷汗，紧张地扫视着房间的每一个角落，最后会看见魔鬼撒旦站在衣橱的前方。有时，他会缓步向我走来；有时，他则喜欢站立在原地。不管是哪种方式，我都被吓得胆战心惊。大约一年之后，我受邀参加了一项公众活动，内容是关于心理学如何提升人们的生活正能量。我非常欣喜地发现自己能和德高望重的睡眠专家克里斯·伊济科夫斯基（Chris Idzikowski）教授同台。

和蔼可亲的克里斯长期从事关于睡眠的研究，且取得了卓越的成就，其中包括克服时差的最佳方法，以及当人们睡着后，是否还可能完成一次谋杀。当活动结束后，我和克里斯一同去喝了点饮料，借此机会向他倾诉了我长期在衣橱前看见魔鬼的经历。当讲完所有血淋淋的细节之后，我询问克里斯教授自己是否正遭受某种反复性噩梦的侵扰。他问了我一些简单的问题，例如，是否尖叫过？多久能再次睡着？是否会突然从床上坐起……随后克里斯教授平和地向我解释我所经历的并不是一场噩梦，而是一种被称为"夜惊"的现象。对于门外汉而言，这两种经历似乎没什么区别。然而通过克里斯多年来关于睡眠和做梦的研究显示，二者截然不同。与教授的谈话使我受益匪浅，我还得到了一些避免夜惊现象的绝好建议，并且我能骄傲地宣布自此之后我再也没有与魔鬼见过面。

克里斯的这些方法，使我轻松地摆脱了日益癫狂的倾向，同时也使我对它们产生了极大的兴趣。我开始探索关于睡眠与做梦的科学领域。

随着时间的推移，我一时的兴趣演变成深深的热爱，我开始在那些布满灰尘的期刊、晦涩的学术报告里查找资料，并借此认识了一些顶尖的睡眠研究者。

我发现在过去的 60 年间，一小群特立独行的研究者投身于黑夜。他们常常废寝忘食，只为发现睡眠状态下大脑的秘密。他们不畏争论。这些研究夜晚的科学家进行了许多古怪的实验，例如，数月居住在地下山洞，在舞台上与传奇的摇滚乐队开展秘密的研究，监控那些试图创造清醒时间最长的世界纪录者，甚至是在夜间用通信广播"轰炸"整个村庄。几百年来，大部分人对于黑夜总是采取一种"没什么好看的，快点走"的态度。他们认为大脑在睡眠时也处于休眠状态，因此卧床的时间对于生活质量毫无影响。近年来，关于睡眠和做梦的科学研究显示，以上种种皆与真相背道而驰。事实上，每个夜晚你都开启了一场非凡的旅行，它影响着你清醒时的所思、所感、所为。经过多年不知疲倦的研究后，睡眠科学家成功地描绘出这一迷人旅程的每个阶段，包括在你入睡后大脑的哪部分开始活动、如何赶走噩梦、梦境究竟反映了你怎样的心理状态等等。

当然，研究工作也发现了夜晚黑暗的一面。愈加繁重的工作负荷、24 小时不间断的媒体和永无休止的网络，使得我们的世界成了一个不夜城。调研数据令人震惊：三分之一的英美成年人得不到充足的睡眠，大部分的儿童上课时疲惫不堪。2010 年，英国医生向病人开出了超过 1500 万份安眠药的处方。如今，大约每 10 个成年人中就有一个长期服用与改善睡眠相关的药物。睡眠不足这一普遍现象正对我们的生活造成灾难性的影响。大约有四分之一的驾驶员承认在开车的过程中会睡着，而疲劳驾驶也成为每年成千上万起严重的道路交通事故的罪魁祸首。糟糕的睡眠习惯同时也会减缓生产力、阻碍学习、破坏人际关系、限制创造性思维和降低自控力。一些最新的研究表明，成年人糟糕的睡眠也与沮丧、肥胖密切相关，同时，低质量的睡眠可能致使孩子表现出一些与注意缺陷多动障碍（ADHD）相关的症状。最糟糕的是，即使是轻微的睡眠不足对于健康都能产生有害的影响，它会增加心脏病、糖尿病、高血压的患病风险，甚至将导致英年早逝。

随着不断深入研究睡眠科学领域，我意识到自己能充分利用某些研究创造出一些方法来帮助那些失眠的人。与此同时，这些方法也能帮助人们从一名糟糕的睡眠者变成睡眠小能手，使睡眠良好者完成从良好到卓越的飞跃。研究中，我发现了超级睡眠者的存在。这些人拥有想睡就睡的能力，睡醒了就能神清气爽，而且做的往往都是甜蜜的梦。与大多数人相比，他们显然更容易快乐、健康和富有。我坚信每一个人都能够提升自己的睡眠质量，充分利用好自己的梦境，成为一名超级睡眠者。

多年来，自我发展运动注重提升人们清醒时的生活质量，本书则致力于揭示人们该如何充分利用好每天清醒以外的这三分之一的时间。是时候去重新利用黑夜，是时候用一夜安眠去改变自己的生活，也是时候唤醒睡眠和做梦的正能量了。

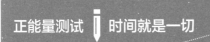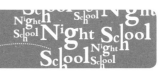

正能量测试 i 时间就是一切

在这本书中，你将受邀参加一系列专门设计的问卷和练习活动。有些非常有趣好玩，有些则相对专业严肃。

第一项活动只需要几分钟的时间，包括完成如下的问卷。无须斟酌每个问题，第一时间圈出你认为对的选项即可。对了，请忽略每一个选项下方的数字（斜体标示），我们稍后才会用到这些。好啦，请开始做吧。

1.如果你能自由安排你晚上的时间，而且第二天也无邀约，你打算几点睡觉？

21：00之前	21：00—22：30	22：30—00：00	00：00—1：30	1：30之后
1	*2*	*3*	*4*	*5*

2.如果你能自由安排你晚上的时间，而且第二天也无邀约，你打算几点起床？

6：30之前	6：30—8：00	8：00—9：30	9：30—11：00	11：00之后
1	*2*	*3*	*4*	*5*

3.一般来说，你早上可以很容易地起床吗？

绝对不可以	不可以	不确定	可以	绝对可以
5	4	3	2	1

4.假设你需要做两小时的体力劳动，如果你能自由安排作息时间，你会选择以下哪个时间段完成体力劳动？

8：00—11：00	11：00—13：00	13：00—15：00	15：00—17：00	17：00—19：00
1	2	3	4	5

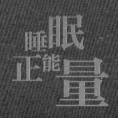

第一章

走进黑夜，从睡眠开始

这一章里，我们将发现你的大脑和身体每一晚都经历了什么，寻找克服时差的方法，并且学习"90分钟法则"。

这一章里，我们将一起探讨睡眠科学的两个核心概念。在这个过程中，我们将发现你的大脑和身体每一晚都经历了什么。现在，我们从观察流经大脑的电流开始。之后，我们将结实一位终身都在试图证明心灵感应存在的德国教授，并将在一间现代化的睡眠实验室度过难忘的一夜。

静止的化身

首先我很想告诉你一句一直盘旋在我脑海中的话——你太了不起了。当你自鸣得意之前，我还得说些话。那就是我觉得你最亲密的朋友也同样了不起。事实上，我觉得你认识的每个人都很优秀。为什么我会说你们每个人都如此出色呢？因为你们每个人都拥有全宇宙中最神奇、复杂的东西。这个东西可以治疗疾病，可以将人类送上月球，还可以创造出令人惊艳的艺术品；它使你能够感知世界、欣赏音乐、有所成就、四处周游；它赋予你欢笑与爱的能力。这个神奇的东西就端坐在你的两耳之间，缓缓地移动，使你能读完这个句子。显然，我说的就是你的大脑（如果你现在还没有意识到我所说的东西的话，那我可要收回最开始的赞美）。

虽然每个人都有大脑，但是很少有人意识到他们的大脑需要靠电来运转。

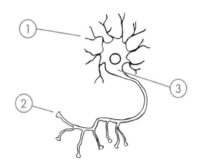

如果你把一个人的颅骨顶端切开，你将会直面的是看上去像一大块粉红色胶状物的物质。在高倍显微镜下观察这块奇怪物质的任何一个部分，你将发现它们是由许多被称为"神经元"的细胞所组成（见图）。每个细胞由三个主要部分构成——①"树突"是像手指那般纤长的纤维，能接收其他细胞的刺激信号；②"轴突"能将信号传递到其他细胞中去；③"细胞体"能控制一切神经元活动。这些看似简单的细胞，对每一个掠过你心头的想法、每一种你所体验的情感负责。

神经元是微电子通信系统。当树突从相邻的神经元中接收到刺激信号时，细胞体就开始行动，它将微弱的电子脉冲向下传递到它的轴突部分和其附近的细胞中去。此时，这些电子信息就会流经你的大脑，有些时候速度能接近每小时 200 英里。神经学科学家们如今相信平均每个大脑里大约有 200 亿的神经元，神经元之间有超过 160 万亿的连接。虽然每一个神经元只能产生微量的电流，但是它们合起来的电流输出是非常可观的，基本上每个大脑能产生足够的电量去点亮一个 20 瓦特的电灯泡。

19 世纪末 20 世纪初，科学家们意识到大脑是靠电流运转的，但是他们还未能研究出方法来测量这些由神经元所产生的微小信号。让我们首先走近其中最具有求知欲的汉斯·贝格尔（Hans Berger）教授。

贝格尔于 1873 年出生在德国，他的人生在一次偶然与炮弹的亲密接触后发生了翻天覆地的变化。20 岁那年，他应召入伍，在装甲部队服役。在训练期间，他被自己那匹不怎么牢靠的骏马重重甩出，跌落到正由马拉着炮弹前行的道路上。炮兵连的司机赶忙拿出紧急停靠牌让贝格尔摔落其上。在这个意外发生的同时，贝格尔的姐姐突然有不祥的预感，认为自己的弟弟可能身处险境，于是赶忙发电报询问他是否安好。这是贝格尔第一次收到家人发来的电报，他也尽力把这次经历描述成一次巧合。然而，贝格尔自己却认为这次古怪的事件是心灵感应存在的明证。自此，他的余生都致力于研究探索：思想是如何从一个人的大脑传递到另一个人的大脑的。

贝格尔通过独立研究，发明了一套他称为"大脑镜像"的感应系统——它可以被放置在头皮中，用于测量由颅骨内部的神经元所产生的微量电子。贝格尔的实验不仅耗时极长且过程令人沮丧，但是他将自己反锁在实验室，直面一次次的失败。（日记，1910 年："八年！不断尝试，永不言弃。"）这位德国教授变得越来越离群索居，被人认为是一个神经错乱的疯子。为了有更多的时间投入研究，贝格尔使自己的生活变得尽可能自动化和可预测，事后他的一位同事曾写道："贝格尔从未忽视过既定日程中的任何一个偏失。他的生活日复一日，就像同时落下的两滴水珠，近乎于相同。年复一年，他举办一样的讲座。他就是静止的化身。"

历经十年的挫败，贝格尔取得了一系列技术上的突破，这极大地暗示着他可能取得的成功（"我是否有可能实现那个我为之奋斗了 20 多年的计划？"摘自 1924 年的日记）。在又花了几年的时间去完善他的发明后，贝格尔终于宣称自己能够明确地记录下脑电波，并向世界展示了第一台全自动的记录脑内电流图的机器（简称为"脑电图机"或"EEG"）。

然而不幸的是，学术界对于贝格尔的发明持相对消极的态度。由于他们坚信大脑内如此微量的电子活动，根本不可能被安置在头皮上的小小感应器所检测到，所以许多贝格尔的同人认定他的发现要么是实验错误，要么就是学术欺诈。1938 年从学术界退休后，贝格尔的身体状况急转直下，人也变得非常沮丧。1941 年，迷惘抑郁的贝格尔在医院上吊自杀。

虽然贝格尔没能证明心灵感应的存在，但他留下了许多令人叹为观止的有形资产。全世界的学者最终都意识到贝格尔确实做出了伟大的突破，并且对于他杰出的发明进行了深入而仔细的研究。其中，就有华尔街巨头、特立独行的研究员艾尔弗雷德·李·鲁米斯

（Alfred Lee Loomis）。

科学宫殿

鲁米斯生于 1887 年，他不仅仅是成功的投资银行家，更是最后一位杰出的业余科学家。孩童时期，鲁米斯就对猜谜游戏、国际象棋和魔术异常痴迷。青年时代，他开始对科学产生浓厚的兴趣，并和罗伯特·伍德（Robert Wood）建立起融洽的合作关系。伍德是一位非常著名的实验物理学家，毕业于约翰·霍普金斯大学。这一组合虽古怪却异常多产。例如，伍德在他的谷仓里发明了"声谱仪"（一台可将光线分离成频谱的仪器），但之后却发现这台仪器中长约 40 英尺的电子管时不时地就失灵，罪魁祸首原来是充斥其中的蜘蛛网。伍德和鲁米斯后来想出了一个看似奇怪却非常有效的解决方法。每当声谱仪被堵住时，他俩就在电子管的一头放一只小猫，在另一头放一些食物。当小猫一路寻找食物的同时，它周身的毛就像一个巨大的鸡毛掸子，有效地扫除了那些蜘蛛网。

鲁米斯在谷仓的时光很开心，他最终决定建立自己的私人研究所。20 世纪 20 年代，他在纽约州买了栋大楼并着手创建自己的"科学宫殿"。之后的十年里，他用尖端科技打造研究所，邀请一些世界上最著名的科学家入驻，其中就包括尼尔斯·玻尔（Niels Bohr）、古列尔莫·马可尼（Guglielmo Marconi）和阿尔伯特·爱因斯坦（Albert Einstein）。鲁米斯在科技领域贡献了许多发明创造，其中包括在雷达的发明中起到中坚力量的作用，研制新方法去测量子弹射出的瞬间速度和辅助发明了飞机的地面指挥进场系统。

20世纪30年代中期，鲁米斯听说了汉斯·贝格尔那了不起的发明之后，不禁思考该发明是否能被运用到睡眠研究之中。他制作了自己的脑电图机并邀请参观者在夜间来到科学宫殿，从而监控他们的大脑活动。鲁米斯发现人们的大脑在入睡时不是处于休眠状态，反而会产生少量独特的电波。随后的研究表明，这些电波在夜晚出现且波形具有高度可预测性。虽然辨别出睡眠的不同阶段是一个巨大的进步，然而最后的谜题尚未解开。这个谜题直至20年后才开始逐渐明朗，而这也得益于20世纪最伟大的实验之一。

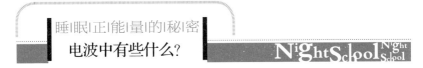

电波中有些什么？

由脑电图机监测出的脑电波主要有两大特征：振幅和频率。这两个特征在下图中有所阐述（见图）。

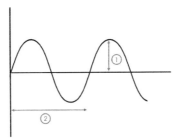

振幅①是指该脑电波所拥有的最大能量值，频率②是指每秒脑电波重复振动的次数。频率的单位是赫兹或简称为赫。为了了解振幅和频率的不同，一起来唱首歌吧。请用低音哼唱"啦"。你所发出的就是低频音符，如下图中第一条线所示。

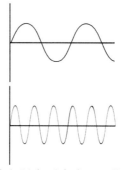

现在请你用高一点的音调来再次哼唱"啦"。如果现在测量你的音频,你得到的将是上图中第二条线所示的图形。

最后,试着再哼唱两声"啦",确保它们的音高相同,但一个的声音要更大一些。这次你就改变了波的振幅而不是频率。轻的那个就如下图第一条线所示,而响一些的图形则如第二条线所示。

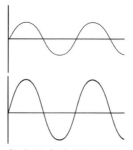

脑电波也同样如此。每个脑电波都能按照"轻""重""高""低"程度来归类。原则上,这样能产生千百万种不同的波形。然而事实上,你的大脑在睡眠和做梦时只能产生少量不同的波形。例如,当你完全清醒时,大脑会产生"β波"。每秒能产生大约 12—30 种 β 波,它们在脑电图上以波浪线的形式快速显现。

当你放松时，这些波的频率迅速降低直至每秒只振动 8 次左右。此时的波形就被称为"α 波"或者是"贝格尔式波"（为纪念汉斯·贝格尔）。睡眠时，这些波的频率变得更缓慢，稍后我们将进一步观察睡眠不同阶段所产生的每一种波形。

如何从石头中榨出油水

1951 年，尤金·阿塞林斯基（Eugene Aserinsky）的生活捉襟见肘。处于而立之年的他正艰难地支撑着家庭开销，照顾他的妻儿。那时他们住在芝加哥的一个小型公寓中，供热仅靠一个简单的煤油炉。阿塞林斯基的求职之路也异常艰辛。他在专业成绩鹤立鸡群后，不断转院，广泛学习，专业从西班牙语一直到牙医学，学无定科。在未取得任何学位后离开学校，他在军队里做了一名炸药投放工。过了几年刀尖上舔血的日子后，他决定重返大学。那时，芝加哥大学因愿意接收独特背景的学生而著名，特立独行的阿塞林斯基最终被芝加哥大学录取为生理学研究生。

然而当他入校后，他失望地发现自己唯一能选择的导师是那位臭名昭著且古怪异常的内森·莱特曼（Nathaniel Kleitman）教授。俄裔教授莱特曼一生都致力于睡眠科学的研究。1939 年，他评阅了超过 1,000 份与睡眠相关的学术报告，并写下了《睡眠和觉醒在生命中交替存在》的论文，它也被誉为睡眠研究的"圣经"。与此同时，莱特曼也勇于在绝大多数具有挑战性的实验中担当小白鼠，这也为其赢得了不小的声誉。例如，在一次系列研究中，为了研究日照是如何影响睡眠的课题，他不惜深入位于肯塔基州的猛犸山洞内的一个巨大的岩洞；整整一个月的时间在潜水艇上承受北极圈内阳光的持续照射。这些持久艰苦的研究，似乎对于莱特曼的身体并未造成多少长远的危害，他于 1999 年逝世，享年 104 岁。

莱特曼见到阿塞林斯基后就建议他研究婴儿入睡后眼睛是以何种方式眨动的这一课题。阿塞林斯基对于没完没了地观察婴儿的反应感到有些厌倦，数月的研究彻底打消了他从"石头中榨油"的念头。无奈之下，他将研究的重心转移到成年人的大脑和眼部活动中去。当时绝大部分主流的科学家都认为这些眼部活动是在夜间随意发生的，没有任何意义。然而阿塞林斯基不愿随波逐流，他从地下室拖了一部老式的脑电图机放到自己的办公室开始进行研究工作。

他打算彻夜监测人们大脑和眼部的活动。这一雄心壮志也将当时的技术推到了极致，因为这要求那台过时的脑电图机能平稳工作长达数小时。阿塞林斯基打算用这台机器在自己儿子的头上进行第一次实验。

1951 年 12 月的一个寒冷的夜晚，8 岁的阿蒙德·阿塞林斯基（Armond Aserinsky）发现自己正躺在实验室的床上，头上插满了感应器。有些是测量他的大脑活动，有些则监测他眼部周围的肌肉活动。隔壁房间中的脑电图机能接收所有的信息，而阿塞林斯基正紧盯着方格纸上记录下的活动信息。这场实验的规模一点都不小，单单一晚上的监测记录就达半英里之长。夜越来越深，阿塞林斯基努力地使那台过时的脑电图机持续运作，丝毫没有意识到他即将被载入史册。

在长达数小时的监测后，阿塞林斯基惊讶地看到那些记录笔突然开始进行不规则的移动，这表示阿蒙德的大脑和眼部肌肉正处于兴奋状态。他断定儿子已经清醒过来，所以打算穿过走廊去隔壁房间看看究竟发生了什么。当他打开实验室大门时，惊讶地发现儿子睡得正香。更令他感到惊讶的是，这一情况不是偶发性的，在这一晚，阿塞林斯基多次监测到了类似的大脑和眼部活动的发生。

第二天早上，阿塞林斯基试图去寻找这一神秘活动的原因。起初，他认为这台老式的脑电图机出了故障，并开始不断检测仪器上的导线、按键、阀门等设备。未找到症结所在后，他把这一情况告知了莱特曼。一开始莱特曼对此非常怀疑，甚至认为阿塞林斯基的实验具有欺诈成分。于是他要求阿塞林斯基重复做一次实验，但这回的实验人须换作莱特曼的女儿。当相似的数据再次出现时，阿塞林斯基更加相信他将有重大发现，并将这一奇怪的现象称为"快速眼球运动"，简称"REM"。受此鼓舞，阿塞林斯基和莱特曼决定深入探究当脑电图机产生这些奇怪的图形时，处于睡眠中的大脑究竟发生了什么。

阿塞林斯基招募了20名志愿者来到实验室。每当志愿者们进入到快速眼球运动阶段，他就会唤醒并采访他们。他注意到绝大部分的志愿者都描述自己正在做梦，他整合自己的发现，发表了一篇名为《眼球活动和伴随现象在睡眠中的定期出现》的论文，现已被誉为学界经典。

这篇论文影响极大，一位权威科学家曾公开表示阿塞林斯基在大脑领域发现了新大陆。几十年来，研究人员能拿到的关于做梦的报告全部依靠每天清晨人们对于梦的回忆描述。这些报告往往杂乱无章，东拼西凑，不甚可靠。REM 的发现一夜间改变了睡眠科学领域的现状，为研究者们指明了一条通往做梦状态下大脑活动研究的康庄大道。因此，全世界的科学家们开始了睡眠和做梦领域的研究。神奇的是，阿塞林斯基并未在睡眠科学研究中继续前进，在好奇心的驱使下，他转头去研究电流对大麻哈鱼的影响。1998 年，他驾驶的车辆突然冲出车道与树相撞，他不幸去世。说来讽刺的是，他被认为只是在车轮底下永远地沉睡了而已。

阿塞林斯基非凡的发现改变了世界，并且为大家指明了道路——通往一直被深藏的梦的世界。而这也是睡眠科学领域最后的一个谜题，它的发现使研究者们能完整地描绘出人们在生活中的每一晚究竟发生了什么。为了探索这个领域，让我们一起参观一下现代化的睡眠中心吧。

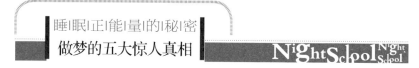

睡|眠|正|能|量|的|秘|密
做梦的五大惊人真相

REM 的发现使科学家们得以探索并揭开梦的神秘面纱。以下是他们的五大惊人发现。

1．梦是色彩斑斓的

人们在梦境中的色彩体验可能取决于各自童年时期的经历。来自英国邓迪大学的伊娃·墨森（Eva Murzyn）教授寻找了一些年近50岁的志愿者，邀请他们回忆各自梦境中出现的色彩，以及他们在孩童时期观看黑白电视的比率。其中小时候只看过黑白电视的人群中有25%的人反映他们的梦境是黑白的。与之相比，小时候看过彩色电视的人群中只有7%的人反映自己的梦境是黑白的。

2．人会兴奋一整晚

研究者们认真地计算了做梦时期男性勃起的次数，并与梦境的内容做比对。研究表明，男性一旦做梦就会发生勃起现象，与梦境的色情与否并无因果关系。

3．盲人的梦境

关于盲人梦境的研究显示，那些7岁前就失去视觉的盲人的梦境中几乎没有视觉意象，而7岁后才失去视觉的盲人，他们梦境中的视觉意象的类型与正常人相仿。研究同时表明，先天性失明者的梦境频繁出现关于声音、味觉、嗅觉和触觉的生动感官体验。

4．性无能的重要发现

夜间勃起现象能够帮助医生来判断性无能的起因。如果一个病人在睡梦中无法正常勃起，那么他们的性无能症状可能是由生理原因造成的，可以通过药物或手术来治疗。相反，如果一个病人在夜间能够正常勃起，那么性无能的原因可能就跟病人的心理因素相关。

5．做梦时人人都是盲人

来自芝加哥大学的大卫·福克斯（David Foulkes）教授邀请志愿者们来到他的睡眠实验室，志愿者们在眼皮被打开的状态下进入睡眠阶段。当志愿者开始做梦时，福克斯会轻声走进房间，在他们的双眼前放置许多物体，包括铝制的咖啡壶和一张写着略显讽刺意味的"请勿打扰"的卡片。随后志愿者们会被唤醒，在描述完各自的梦境后会被询问他们认为刚刚出现在眼前的是何种事物。志愿者们一致表示什么都没看到，那些事物也没有在梦境中出现。这一回答暗示了人们在做梦时就如同盲人，什么都看不见。

布拉姆·斯多克斯（Bram Stokers）的触感

只要你花点时间待在心理学大楼的任何一个部门，你很快就能辨别出不同类型的研究员。社会心理学家们总是不敢与他人保持眼神交流，记忆学的研究者们总记不住自己的办公室在哪儿，谈判专家们总是在那儿争论如何最合理地平摊一份酒吧账单。然而，无论你在心理学的各部门待多久，你都不可能辨认出一类人，那就是最稀有的睡眠科学家。

这一与众不同的群体享受着黑夜的静谧与孤独。每当其他人准备下班回家时，他们悄然来到各自的办公室；每当世界逐渐清醒变得喧嚣时，他们才刚刚爬进各自的被窝，悄然入睡。工作时他们往往只能有一人相伴（好吧，那个人也正准备入眠）。

史蒂维·威廉姆斯（Stevie Williams）就是这些研究者中的一员。史蒂维是英国最具盛名的爱丁堡睡眠中心的首席医师。我与史蒂维的相识源于几年前我们共同参与了一个项目，研究心理学家们是否能梦到未来。如大多数的睡眠研究者一样，35 岁的史蒂维有着我先前所称的布拉姆·斯多克斯的触感。虽然看上去很健康，但是他的皮肤苍白暗淡，我怀疑这是他如吸血鬼般存在的直接结果。

史蒂维听说了我对睡眠科学领域强烈的兴趣后，热情地邀请我在他的睡眠诊所接受一整晚的监测实验。走进诊所的睡眠房就好像进入了一幕舞台剧。表面上看，一切就如标准的卧室或酒店标房那样。可仔细看，你便会发现其中的异常。偷偷往床下看一眼，你将发现这里有数不尽的传感器、凝胶管、橡胶套和长达数英里的缆线。对于 21 世纪的睡眠研究者来说，这些都是监测人们入眠后必不可少的装备。

当我换上睡衣后，史蒂维在我头皮上用特殊的凝胶粘连了 20 个小型传感器，每个传感器上都仔细地连上长导线，聚集起来形成一个其貌不扬的"马尾巴"。整套装置看起来确实突兀，但事实上却惊人地和谐。史蒂维让我躺进棉被里，然后仔细地把"马尾巴"放在床边。最后，他再次检查了红外线摄影器的位置，确保它能记录下夜间我每次的翻身情况后离开了房间。

睡眠中心的床非常舒适，仅仅几秒后我就感觉自己仿佛飘浮起来，沉入梦乡。下一刻，史蒂维回到我的床边温柔地唤醒我。我感觉这时差不多正值午夜，可能是设备出了点问题。然而事实上，此时已经早晨 7 点了，这是我近几年来睡得最好的一次。随后史蒂维让我换好衣服，到办公室与他会合。

我感觉在之前的 8 小时中大脑仿佛处于关机状态，没有做梦，也没有活动。然而史蒂维给我看了夜间的脑电图纸，事实胜于雄辩。随后他解读了我的数据，很显然脑电图的记录几乎与几年前阿塞林斯基和莱特曼的一模一样。当今的睡眠研究者们把这个图形称为"睡眠周期"。吃完早饭，史蒂维热情地为我解说了实验的具体环节。

这正是他所经历的阶段

当你清醒时，大脑所产生的脑电图中每秒包含 12—30 个波形；当你爬上床后，这些快速变化的曲线频率迅速减缓，直至每秒只产生 8—12

个波形。这种图形往往表明人正处于放松或冥想阶段，俗称"α 波活动"。

　　在几分钟后，你的呼吸渐渐变缓，你的眼球左右转动，这时你的脑电波的频率变得更低。你现在进入了睡眠第一阶段（见下图）。在夜间，你进入这一睡眠阶段的次数非常有限，且每次的时间也很短暂，大脑每秒会产生 3—7 个波形，专业学名为"θ 波"。如果你在这个阶段醒来，你会感觉自己好像没有真正地入睡过。

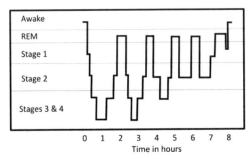

　　当你首次进入睡眠的第一阶段，你可能会抽搐一两下，看见虚幻的刺眼白光或听到一声本不存在的巨响（"入睡前幻觉"）。你的肌肉开始放松，你将体验到一种思维的放空状态。艺术家和作家们试图利用这段时间来激发灵感。比如，超现实主义者萨尔瓦多·达利（Salvador Dali）就会平躺下来，在地上放置一个玻璃杯。接着他将匙子的一端放在玻璃杯边缘，手指夹着另一端。当他进入睡眠的第一阶段，达利的手指会自然放松释放匙子。匙子撞击玻璃杯发出的声响会将他唤醒，随后他会潦草地描绘出在他脑海中出现的奇怪影像。

这一阶段也与另一个被称为"睡前肌阵挛性抽搐"的奇怪现象密切相关,"睡前肌阵挛性抽搐"会让你起初感觉自己正在下落,然后身体突然一阵摇晃直至把自己惊醒。

大约有70%的人会经历这类抽搐现象,这可能与他们过度劳累或睡眠姿势不佳相关。睡眠科学家们尚未能确定是何原因引起这类痉挛现象,一些研究者声称当人们入睡后,肌肉开始放松,大脑一定程度上会错误地认为人正处于下落状态。一些进化心理学家观察后认为这可能进化自人们尚处在树上睡眠的时期,它能防止睡得像根木头的人们从树上掉落下来。睡眠的第一阶段只持续2—5分钟。

当你进入睡眠的下一阶段,你的心率变缓,体温也会降低。"δ波"里将出现一些电流爆发活动,俗称为"睡眠纺锤波"和"K-复合波"。它们的出现对抵抗外部(如街道上的噪音)和内部(如身体略感饥饿)那些可能将你唤醒的刺激因素起到重要作用。现在你已经进入了睡眠的第二阶段。在这一时期,几乎全身的肌肉(包括喉咙里的肌肉)都开始放松,这就使得你会咕哝或者打鼾。大脑这时也能够好好休息,那些与思维、推理、语言、解决问题方面相关的大脑活动逐渐减缓。我们将在稍后的课堂中发现这一阶段对于学习日常文体活动能起到至关重要的影响,比如学会一类乐器、一种舞蹈或一项体育技能。

研究员通常将睡眠的第一阶段和第二阶段合称为浅层睡眠。

在进入睡眠第二阶段大约 20 分钟后，你的大脑和身体开始变得尤为放松，接着你将进入睡眠的第三阶段和第四阶段。这时大脑活动降到最低，产生非常缓慢的"δ 波"（每秒只有 1—2 个波形）。这两个阶段被合称为"深层睡眠"或"慢波睡眠"。这段时间中，你与外界几乎完全隔绝（除非你突然闻到烧焦的味道，有人在喊你的名字或者听到非常大的噪音）。当人们进入深层睡眠后，几乎很难将他们唤醒。如果你真的将其唤醒，那么他们很有可能好一会儿都觉得昏昏沉沉。

深层睡眠阶段对于人们的心理和生理健康都尤为重要，因为它们与生长激素的产生紧密相关，而生长激素能帮助修复受损组织。如果没有经历这些阶段，那么你醒来后会异常疲惫和暴躁。这些阶段对于巩固白天获取的重要信息也至关重要，并且它们也与梦游、梦话和夜惊症相关。当史蒂维观看我的脑电图时，他可以发现我患有夜惊症倾向的证据。在深层睡眠环节，人们通常不会四处移动，然而红外线摄影器的记录显示，我通常会移动自己的手和胳膊。

睡眠科学家将睡眠的前四个阶段归类为"非快速眼动期"（NREM），原因在于这些阶段并没有出现做梦时期发生的快速眼球运动现象。但这是否意味着在这一阶段没有任何事物进入你的大脑呢？如果你从"非快速眼动期"清醒过来，你很有可能描述出一些零碎的想法。可能是一个词或一个概念，但这些阶段不具备做梦所拥有的故事情节这一特征。

在进入深层睡眠大约 30 分钟后，一些非常奇怪的事情就将发生。你的大脑和身体又快速活动起来，重新经历睡眠的不同阶段直至再次进入睡眠第二阶段。出人意料的是，你并未如先前那样进入放松状态，而是心跳开始变快，呼吸变得急促，眼球也开始左右快速移动。现在你所经历的就是"快速眼球运动期"（REM），简称"快速眼动期"。在这期间，你的脑干神经彻底阻止任何的身体移动，避免你从梦中醒来。如果在这时醒来，你能非常生动地描绘出所有的梦境。你的性器官也很有可能高速活动，男性会勃起，而女性的阴道会涌入大量血液。大多数人间歇性进入 REM 阶段的时间大约占夜晚的四分之一，有时候这也被称为"快波睡眠"，因为大脑这时的活跃程度几乎与在清醒状态下无异。我们稍后会讲到，这一阶段不仅能强化我们的记忆力、帮助处理外部创伤，而且能让我们从新的角度看问题。

当你做完夜晚的第一个梦时，你将重复睡眠的这些阶段，NREM—REM—NREM 的这一周期在夜晚反复出现。每个周期大约需要 90 分钟，这样每晚人们平均能做 5 个梦。

在每做完一个梦后，你可能会经历非常短暂的"微醒"状态，事实上你那时是清醒的，然而由于时间太短致使你第二天醒来时完全记不得。在夜晚，浅层睡眠的时间大约占 50%，深层睡眠占 20%，REM 期占 25%，剩余 5% 的时间人们处于短暂的清醒状态。夜晚的开启由深层睡眠主导，其间伴随些短暂的梦境。然而随着夜的不断深入，梦境变得越来越强势，而深层睡眠的时间则相对变得短暂。事实上，夜的第二部分几乎没有深层睡眠，REM 睡眠每次可以持续 40 分钟。

早餐结束后，我向史蒂维表达了最诚挚的感谢，感谢他能为我详细解说夜的奥秘。告别史蒂维后，我漫步在清晨的阳光下，神清气爽地准备迎接新的一天。在我身后，史蒂维正锁上实验室的大门准备回家睡觉。

睡眠周期对于理解你的大脑和身体每一晚都经历了什么这一问题起到了重要的作用。然而它也只能揭示部分答案。为了能充分了解睡眠的本质，你需要了解第二个重要的概念。是时候来探索究竟是什么使你能充满活力了。

机械宇宙观

18 世纪伟大的法国天文学家让—雅克·奥托斯·德·梅朗（Jean-Jacques d' Ortous de Mairan）职业生涯的大部分时间都用来仰望星空。然而在 1729 年，陆地上的一个现象吸引了德·梅朗的注意。几百年来，哲学家们观测到植物在白天会打开它们的叶片，在夜晚会将之闭合，并总结说太阳光的照射造成了这一系列奇特的行为。德·梅朗却不信他们的言论，他着手设计了一项简单的实验来检验这百年来为人所信奉的真理。

德·梅朗打算用含羞草——一种植物，因叶片的快速且可预测性开合而著名——来进行现今被奉为经典的实验。每天清晨，含羞草会打开并伸出自己的叶片，而每天晚上它会合上并缩紧叶片。德·梅朗通过推理，认为如果含羞草受太阳光照射的影响，那么当它被放置在完全的黑暗中时它应该停止运动。为了证实情况是否如此，他拿了一盆含羞草将之锁进全黑的橱柜中。在接下来的几天里，德·梅朗点了一根蜡烛并小心放置在橱柜里。尽管含羞草不受太阳光的照射，但它的叶片仍然会在白天打开、夜晚闭合。他的研究表明，世界上许多伟大的哲学家犯了一个巨大的错误，事实上太阳光照射与含羞草叶片的开合行为没有任何关系。

在得出这一发现的同时，德·梅朗正在进行数项重要的天文项目的研究工作，其中包括探索彩虹的颜色是否与音阶有关和试图观测金星是否存在卫星。这使他对于发表关于含羞草的研究报告显得意兴阑珊。要不是他的同事兼好友马钱德（Marchant），那篇论文很有可能将不见天日。马钱德确信德·梅朗取得了巨大的突破，并再三坚持将论文发表到巴黎皇家学院期刊上。文章仅有350字，然而它却彻底改变了睡眠科学领域。

在后来的两百年间，科学家们不断地进行更为复杂的德·梅朗版实验，企图去发现操控植物开合的神秘力量。在将成千上万的植物锁进日益精进的橱柜后，他们排除了每个可能的因素，包括温度、湿度和地球的磁场。最终研究员意识到植物并不受外力的影响，而是拥有一种神秘的生物钟，它能够不受外界事物的影响自我运转。就好像一座精美的时钟，生物钟的周期也是24小时，确保了植物的叶子能在白天打开、晚间闭合。

在胜利的鼓舞之下，科学家们开始研究潜藏在其他生命体内的生物钟。从最简单的单细胞生物到最令人着迷的哺乳动物，研究的成功结果纷至沓来。没过多久，科学家们发现自然界中的万物仿佛皆由生物钟所控制。在数十年艰苦的研究后，研究者们最终在他们的名单上写下了最后一种生物：人类。

每个人在清晨都会自然醒来，在夜晚进入梦乡，所以研究者们总想探究人类这一行为是否意味着在人的大脑和身体里也存在一个生物钟，生生不息地运转报时。德·梅朗先前创造性的研究方案主要是将植物放入被漆得全黑的橱柜中，并定时地观察植物的行为。虽说在人类身上进行相同的实验看上去很有意思（前提是你不是那个被放置在橱柜中的家伙），但是实验并不能排除干扰睡眠—觉醒这一周期的其他环境因素，例如温度、声音和湿度。为了能将德·梅朗的实验成功地在人类身上施行，研究者们必须探索出一个完全与世隔绝的地方，并且找到一个愿意长期驻守在那里的志愿者。此时，法国的科学家兼探险家米歇尔·西弗尔（Michel Siffre）走入研究者们的视线。

向地下进发

米歇尔·西弗尔出生于 1939 年，早年间他就萌发了对于洞穴和科学的强烈兴趣。他 20 岁出头就已获得洞窟学（研究洞穴）的本科学位。在顺利毕业后，西弗尔正想寻找一个有趣的研究项目。正巧一群地质学者在矗立于法国与意大利边界上的阿尔卑斯山深处发现了地下冰河。西弗尔立即意识到这个地点对于研究人类生物钟是否存在的先驱性实验来说堪称完美。

1962 年，23 岁的法国探险家钻入距地球表面近 400 英尺的洞穴里居住了长达两个月。在这一严酷的折磨期间，西弗尔定期与地面上的团队保持通信，告知他们自己何时清醒又何时入睡。实验并不轻松。西弗尔必须忍受零下超低的温度和极高的湿度，其间他深受体温迅速降低的折磨，并需要频繁地躲避掉落在他帐篷上的巨大冰块。西弗尔的实验日记中显示，他只有一次被逼得近乎发狂。那一次，他显得异常疲惫而孤寂，他打算高歌一曲以驱散黑夜的侵蚀。西弗尔的付出得到了回报，研究结果显示，在人体内部确实存在着一个自行运转的生物钟，就像德·梅朗实验中的含羞草一样，能在没有日光的照射下自发地开合枝叶。大约每 24 小时，西弗尔就会自发地入眠和清醒。在随后的几年间，其余的睡眠研究者开始调查这一神秘的生物钟，他们将自己或者他人囚禁在越来越与世隔绝的地底。他们的研究结果对于洞察影响人类思维的因素有着非凡的启示。

生命的律动

在先前的部分里，我们发现人的大脑是由千百亿个神经元组成的。现在，就让我们以一个更为广阔的视角来研究神经元簇是如何影响你的思维和感官的。如果我们打开你的头盖骨，对半切开，你将看到如下的东西。

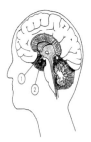

让我们快速浏览一下你大脑的一些主要部分。图片正前方区域被称为

"额叶"，它与许多功能密切相关，包括你的自控水平和计划能力。中央部分则是"杏仁核"，它在控制你的情感方面起到了关键的作用。位于后方的区域称为"枕叶"，它主要分析从眼部接收的信息，使你能看清世间万象。看到这里，是不是没花太多时间？噢，等等，我忘记介绍两个重要的部分。

首先，让我们看一下图片中央偏左部分的那片小黑点①区域。那就是"视交叉上核"。这针头大小的区域蕴含了大约 10,000 个神经元，它们就是你的生物钟，在你生命的每一刻里愉快地摆动。随后，图片中央偏右的另一个黑点②区域是"松果体"。这一松果形状（松果体名称的由来）的区域只有一粒米那么大，却使哲学家、神经学家和嬉皮士们深深地着迷。17 世纪法国著名的哲学家勒内·笛卡儿（René Descartes）一生中大多时间都致力于研究"松果体"，并宣称它是灵魂的所在地。近些年来，新纪元的拥护者们（New Agers）声称这片区域就像是有魔力的内眼，是完整的"轮系统"中的一部分，"轮系统"能开启神秘的觉醒和古老的启迪。但是笛卡儿和新纪元的拥护者们都错了。事实上，"松果体"与一些更为重要的功能相关。在一天的特定时候，"视交叉上核"会使"松果体"产生一种引导睡眠的激素，称为"褪黑激素"，它能使你变得昏昏欲睡。你的生物钟将这些信号传递到身体各处，每 24 小时这些具有高预测性的模式会自我重复*。睡眠科学家们将这一模式称为"昼夜节律"（Circadian Rhythm），这一术语源于拉丁词语"circa"（环绕）和

---

* 事实上，情况会更复杂一些。除了生物钟的影响之外，你的兴奋度同时也受第二种被称为"内稳态睡眠驱动"机制的影响。就好似当你没吃饱后会感到饥肠辘辘，在享受一顿美味大餐后会感觉心满意足。所以这一机制使你能更长久地保持清醒状态，而在你入睡后它又会迅速消失。

"dies"（一天）。让我们更为详细地快速了解一下这一模式。

由于这是一个周期，所以你可以从任意时间开始来检测人体生物钟产生的影响。让我们从早上 6 点开始。在这个快被上帝遗忘的时间里，大多数人感觉很困倦。然而，在接下来的 5 小时里，你的生物钟会使你变得越来越兴奋，这也解释了为什么大多数人在早上 7—9 点醒来，并在头几小时内感觉一切良好。大约从早上 11 点开始，你的兴奋度会慢慢降低，直至下午 3 点左右。如果这时你能小憩一会儿，这是休息的最佳时间。然而请记得充分利用好你打盹的时间，因为这段下降的时间只会持续大约 1 小时。从下午 4 点开始，你又开始变得生龙活虎，直到晚上 8 点兴奋度达到顶点。随后，从晚上 9 点开始，你的兴奋度慢慢下降，这使得你能在午夜前安然入睡。最后，低水平的兴奋度一直贯穿整个夜晚，直至早上 6 点，接着就是新一轮的循环。每一天都是这样的模式。正如潮起潮落，你的兴奋度每天也会有起有落。

数年的研究为这一循环提供了许多重要的启示，比如针对睡眠和婴儿的研究。我们出生时并没有预装生物钟，新生儿打盹的时间非常随意，这使得婴儿每天睡眠的时间长达 16 小时，剩余的时间他们尽可能地在制造噪音。然而，好消息是他们的生物钟正在快速地形成，大约在 6 个月内，他们在夜晚会睡得更多些。

生物钟在我们的青年时期会经历一个重要的改变。与人们普遍认为的相反，青少年变得越来越赖床并不表示他们变懒惰了。在青春期，生物钟经常会有 3 小时左右的变动，这就使得他们直到深夜后才感到困倦，早上很晚才能起床。

　　然而，关于这方面，绝大多数的调研都着眼于人们的生物钟对作息安排的区别上。睡眠科学家将这个称为"睡眠类型"，每个人都处在那些晚睡晚起（资深夜猫子）和早睡早起（资深早鸣鸟）的人之间。几年来，研究者们想出了许多方法来测量夜猫子与早鸣鸟间的趋向，其中包括监测他们的体温和血液中自然生成的褪黑激素的水平。最为广泛使用的方法是邀请人们完成一份问卷，询问他们偏爱的入睡时间、早起时的感受、是否会头晕等，最后将被测试者分类。在这节课开始之前我曾让你完成过其中的一份问卷，现在一起来看下你的回答。

　　为了计算问卷的得分，请把每项答案所对应的得分（斜体标记）相加，随后对照下表找出自己属于夜猫子或早鸣鸟区间的哪个位置。

4—6	7—10	11—13	14—17	18—20
资深早鸣鸟	中度早鸣鸟	既不是早鸣鸟也不是夜猫子	中度夜猫子	资深夜猫子

　　你的睡眠类型主要取决于基因，所以有家族遗传的倾向。同时，睡眠类型对于你的所思所为都有重大的影响。毫无疑问，当涉及睡眠时，资深早鸣鸟可能晚上 10 点入睡，早上 6 点起床，几乎不需要闹钟，在白天也无须小憩。相反，资深夜猫子更喜欢在深夜 1 点入睡，早上 9 点才起床，经常需要设闹铃而且白天喜欢小憩一会儿。

就个人的最佳工作时间和状态而言，早鸣鸟在中午的时候兴奋度最高，在早上 9 点到下午 4 点这段时间状态最佳；夜猫子在晚上 6 点左右最高效，下午 1 点到晚上 10 点状态最佳。

虽然关于人们的睡眠类型和性格特点之间的关系引起了广泛的争论，但是一般而言，早鸣鸟类型的人性格倾向于内向型，逻辑思维能力强，忠诚可靠；夜猫子类型的人性格比较外向，情绪比较稳定，信奉享乐主义，且富有创造力。缺点方面，夜猫子类型的人可能不太可靠，精神容易混乱，且有点自恋。这些区别对人们的生活会有很大的影响。比如，一项研究显示，夜猫子类型的人一生中的朋友数量是早鸣鸟类型的四倍。人们的睡眠类型同样会影响他们与食物之间的关系，早鸣鸟类型的人更喜欢睡醒后 30 分钟内吃早餐，而夜猫子类型的人更喜欢吃夜宵。不幸的是，相比起早鸣鸟类型的人，大量的夜宵导致夜猫子们更容易得肥胖症。

睡眠类型与学习表现也有着很大的关系。早鸣鸟的分数往往高于夜猫子。起初研究者认为这归咎于早鸣鸟比夜猫子更聪明。然而事实上，大多数学校所采取的过早上课的时间安排，意味着夜猫子在学习知识和参加考试的时候，往往不在自己的最佳状态。因为这个发现，许多教育专家认为测量小学生的睡眠类型至关重要，运用测试后得到的信息最大限度地提升学生的学习能力，比如更合理地安排上课和考试的时间。

学生并不是唯一受睡眠类型影响的人群。来自慕尼黑大学的时间生物学家提尔·伦内伯格（Till Roenneberg）认为成年人的生物钟经常与外部环境不一致。工作日，很多白领需要在早上 9 点前到达办公室。这对于早鸣鸟来说轻而易举，然而对于夜猫子就相对残忍了。夜猫子很难早睡，往往没睡几小时就需要起床上班。结果，他们在工作日的大多数时间都感觉过度疲劳，不得不在周末赶紧补觉。而对于早鸣鸟来说，周末的时间就变成了难题，很多人的社交活动一般都安排在周五周六的晚上，即使早鸣鸟们在这一时间段努力保持清醒状态，然而第二天早上他们还没睡多久就又得起床。伦内伯格认为这两种现象都会导致一种"社交时差"，使许多人长期感到疲倦。

然而，关于人类生物钟最重要的研究工作可能在于探讨如何能用它来帮助那些睡眠困难者，让他们安然入睡。

节奏布鲁斯

如同许多时钟一样，你的生物钟并不完全精准。事实上，西弗尔的研究显示，你的生物钟可能会走得稍慢一些，需要花超过 24 小时才能完成一个周期。如果任其发展，这一小小的不同会使你渐渐地与真实的时间越差越远。仅仅几周之后，你在早上可能就会感到昏昏欲睡，当夜晚降临时又生龙活虎。为了避免这些情况的发生，你的生物钟每天都可以通过许多因素被重置，比如你吃饭的时间，四处走动的情况，最重要的是你眼睛接收日照量的多少。

你周围的光线不仅使你能够阅读文字，对你的大脑也有所影响。光线进入你的眼睛使你的视网膜产生微小的电子信号，这些信号会刺激你的视交叉上核和松果体。当大脑的这些部分接收到这个刺激后会停止产生诱导睡眠的褪黑激素，所以你会感觉兴奋，保持清醒。相反，如果你关闭所有的灯，你的视网膜不会再刺激你的大脑，随之产生的褪黑激素会使你感到疲倦。由于这个原因，神经科学家通常将褪黑激素称为"德古拉激素"，因为它只在黑暗中出现。

不幸的是，有些人的生物钟对于这些光线暗示没有反应，这使他们患上了"昼夜节律紊乱症"。久而久之，这些身患昼夜节律紊乱症的人的生物钟就与实际的时间不符，最后导致要么很晚才上床睡觉（"睡眠相位后移症"），要么很早就入睡（"睡眠相位提前症"）。与绝大多数失眠症患者不同，患有这两类症状的人能够拥有几小时持续的睡眠。然而，他们发现自己要么在早上很晚才能起床，要么在午夜就会醒来。如果他们的工作或社交生活必须按常规时间来开展，这就会给他们造成不小的问题。这两类症状的治疗方法通常要求人们坐在人工"日照箱"前，接受大量的照射，从而重置他们的生物钟。患有睡眠相位后移症的患者在早晨7—9点接受照射，而患有睡眠相位提前症的患者则在晚间7—9点接受照射。

针对生物钟相关的研究，科学家们同样发现了解决时差的方法。如果你乘飞机环游世界，将跨越一个甚至多个时区，而你的生物钟却不能与这些改变同步，结果就致使你很快会体验到一种令人烦恼的现象——"昼夜节律障碍"，大多数人称之为"时差"。

让我们来想象一下，你将乘坐历时 6 小时的航班从伦敦飞往纽约，出发时间是正午。当你到达纽约时，你的生物钟会认为是下午 6 点。这时你可能会感到有点疲倦，并准备吃晚餐。不幸的是，此时美国的当地时间只有下午 1 点，当地人此刻兴奋度都很高昂，正尽情地吃着他们的午餐。这种情况下你将会经历一次自东向西的时差，睡眠研究者们将之称为"相位延迟"。现在让我假设你将反过来从纽约飞往伦敦，出发时间还是正午。在这个假设下你认为自己到达伦敦后是下午 6 点，你准备到市中心去吃点东西，然而伦敦的当地时间却是夜里 11 点，大部分的人已经准备入睡了。这种情况下你将经历一次自西向东的时差，睡眠研究者们称之为"相位提前"。

随着时间的推移，你所处城市的光照水平将慢慢地重置你的生物钟。然而在这之前，你的日子将一团糟，你可能会感到疲惫不堪，头昏脑涨，甚至感觉自己生病了。相位延迟远没有相位提前令人感到崩溃，所以比起自西向东飞行，自东向西飞行通常产生的问题更少些。但即使是很小的区别也会对大脑和身体造成巨大的影响*。在一项有趣的研究里，来自马萨诸塞州大学的劳伦斯·里切特（Lawrence Recht）和他的同事们分析了北美主要棒球联盟团队的表现。他们发现如果一个队伍在比赛前需要经历自东向西的飞行，那么他们的胜率在 44%。相反，如果他们在比赛前要经历自西向东的飞行，他们的胜率只有 37%。

---

* 人类的生物钟不是24小时，而是大约多了15分钟。这就致使你的大脑和身体极易适应轻度的相位延迟。在相位延迟的状态下，你每天大约会"损失"15分钟左右。一些研究者认为这种日常现象解释了为什么旅行家们发现，比起相位提前，相位延迟的破坏性更小一些。

如果你的出发地和目的地的时差小于 3 小时，那么时差将不是一个困扰。同样，如果你只离开几天或更少，那么最容易的还是以"家里时间"为参照。对于其他的长途旅行，你的生物钟与实际的时间差可能会导致你感到头晕、迷惘，变得无精打采。如果你自东向西飞行，那么适应新地区的时间每差一个时区可能就需要 12 小时。如果你自西向东飞行，那么每差一个时区就需要 16 小时。然而不要担心，因为研究员发明了许多方法来对抗时差。

睡|眠|正|能|量|的|秘|密

帮助克服时差的绝佳建议

Night School Night School

·充分利用出发前的几天，将生物钟调整到目的地的时间。如果你将往东飞，那么稍微早些起床；如果你将往西飞，那么稍晚些起床。

·如果可能的话，预订那些将时差影响降到最低的航班。遵守最简单的真理，那就是"往东飞，早点飞。往西飞，晚点飞"。

·如果你在旅程中需要睡觉，尽量避免坐在飞机向阳的一面。对于在北半球的航班，如果你往西飞，太阳方向在飞机的左面；如果你往东飞，太阳方向在右面。许多网站针对专门的航班会提供更多详细的指导。

·登机后，立即将手表调整至目的地的时间，并尽早地适应这一时间。

如果到睡觉的时间，请抓紧入睡。如果到用餐的时间，那就请吃点东西。

·有些人相信由于褪黑激素能帮助控制睡眠模式，因此它也能帮助去适应新的时区。研究表明，日常剂量的褪黑激素能帮助减轻时差对人的影响，短期服用似乎对身体没有多少副作用，但请在服用任何药物前询问医生。

·当你到达目的地后，请遵循以下简单的经验法则来调整你的生物钟：如果你是向东飞行，避免早上接触到太阳照射，尽量在中午接触。如果你是向西飞行，尽量一整天都接触到阳光吧。

·如果白天实在很困，那么你可以稍微打个盹，但记得设个闹钟以确保不会超过两小时。

在这一章中，我们探索了睡眠领域的两个核心概念。首先我们发现了你的大脑和身体每一晚都经历了什么，揭开了浅层睡眠、深层睡眠和快速眼动期的神秘面纱。随后我们将注意力转移到生物钟层面，了解了不同睡眠类型的人是属于夜猫子或早鸣鸟模式中的哪一等级，懂得了青少年早起困难的原因所在，以及如何充分利用生物钟去克服时差的知识。在充分理解了这两大核心概念后，下一章我们将探讨睡眠不足时会产生何种后果。

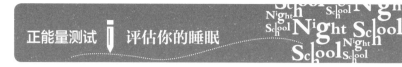

正能量测试 评估你的睡眠

问卷只需要几分钟时间就能完成，请根据自身情况做出选择，每题共 5 个程度选项，一共有 7 题。每题无须过多斟酌，并请忽略选项下方对应的数字。

⭐

1. 你是否能掌控自己的睡眠？例如，你能否在自己希望的时间里轻松入睡或醒来？

绝对不能	不能	不确定	可以	绝对可以
1	2	3	4	5

⭐

2. 你在白天开车、开会或闲谈等情况下，会感到困倦吗？

绝对不会	不会	不确定	会	绝对会
5	4	3	2	1

⭐

3. 你会经常在夜晚醒来吗？

绝对不会	不会	不确定	会	绝对会
5	4	3	2	1

⭐ 4.当你半夜醒来后，是否会发现再次入睡变得异常困难?

绝对不会	不会	不确定	会	绝对会
5	*4*	*3*	*2*	*1*

⭐ 5.你是否会经常做令人愉悦的美梦?

绝对不会	不会	不确定	会	绝对会
5	*4*	*3*	*2*	*1*

⭐ 6.你如何评价自己的睡眠质量?

非常糟糕	糟糕	不确定	好	非常好
1	*2*	*3*	*4*	*5*

⭐ 7.你早晨起床时感觉如何?

非常困倦	困倦	不确定	精神	非常精神
1	*2*	*3*	*4*	*5*

谢谢你的配合。稍后会具体分析问卷。

Night School
Night

眠
睡能
正量

Night Night
School
Night School Night
School
School Night Nig
School ht
ght
Nig
ool i

第二章

如何变得快乐、健康、富有和聪慧

我们将探索睡眠的非凡能量，认识一种流行甚广的"僵尸传染病"，并发现你此刻需要入睡的原因所在。

我们将探索一个非常简单的道理，它能使你变得更快乐、更多产；增强你的思考力，让你更富创造力；帮你减重、戒烟，变得更为健康。这将是一场奇特的旅行，一路上我们将认识一位特立独行的天才，他的发现照亮了整个世界。

头晕目眩

在先前的课堂上，我们探索并了解到进入眼睛中的日光是如何使大脑抑制能诱导睡眠的褪黑激素的生成。这样，你才会变得精力充沛、生龙活虎。反之，黑暗使大脑冲破束缚，释放褪黑激素，这就使你变得非常困倦，想要入睡。数百万年来，太阳为地球提供了唯一的光源。数十万年来，在白天，阳光进入我们祖先的眼睛，让他们变得充满活力，而在夜晚，黑暗使他们安然入睡，得以休息。每 24 小时，地球绕太阳一圈。昼夜交替，祖先们在日光下活动、黑暗中入眠。然而在大约 150 年前，巨变突生。

托马斯·阿尔瓦·爱迪生（Thomas Alva Edison）是美国最伟大的发明家和商人之一。他生于 1847 年，很早就萌发了对于机械、化学的强烈兴趣（他的名言就是"天才就是 1% 的灵感加上 99% 的汗水"）。虽然爱迪生没有接受过多少正规的教育，但他从小就展现了在创造发明上的天资。年仅 12 岁，他就在火车上的行李车厢中建立了一个小型印刷厂。1876 年他在新泽西州门洛帕克市建立了自己的实验室，大众媒体授予他"门洛帕克的魔术师"这一称号。爱迪生发明了许多足以定义现代世界的杰出事物，其中包括早期的扩音器、听筒、留声机、摄像机、蓄电池。

爱迪生坚信许多人不能充分利用自我潜能的原因在于他们将太多的时间用在睡眠上。这位伟大的发明家经常自夸自己每天只需要睡 5 小时，并曾宣称：

我们总是听人抱怨说睡眠不足是场灾难。
然而真正的灾难却是时间、活力和机遇的缺乏。

受热爱工作的驱使，爱迪生决定向睡眠宣战。在 19 世纪早期，道路和楼宇的照明全靠明火，如蜡烛、油灯和煤气灯。这些早期的照明设备只能产生少量的光照，所以大部分人不得不在黄昏后忍受长时间的黑暗。19 世纪后半叶，一些科学家发现通过金属丝能产生大量的电流，这样就可能发明一种更好的照明设备。不幸的是，他们使用的金属丝极易被烧断，所以这一想法被认为不切实际。爱迪生开始实验，希望能找到一款既便宜又耐用的灯丝。

"门洛帕克的魔术师"有条不紊地试验各种材质，他回忆道："在我成功前，我测试了不少于 6,000 种的植物纤维，一直在寻找世界上最合适的灯丝材料。"在历经无数挫折后，爱迪生将一根炭化竹丝放入真空的玻璃灯泡中，通电后，它能持续照射长达 1,000 小时。

就如火焰之于飞蛾一般，该地的企业家们意识到了爱迪生的发明潜在的重大价值，他们开始创办大型工厂，准备将电灯泡普及到美国的所有工厂和人家。1913 年，生产线上制成了第一个钨丝灯泡，它的光照明亮、持久，且经济实惠。仅仅 20 年后，美国和欧洲城市里的大部分民众在街道和家里都用上了电灯。午夜不再成为最黑暗的时光。爱迪生的这一伟大的发明点亮了整个世界。电灯泡对于整个社会的结构都影响重大。轻轻按动开关，全世界的人都可以在黑暗中看清东西和熬夜工作。千百万人充分利用这些额外的时间在家中组织社交活动，或者走出家门前往电影院、剧院、餐厅和酒吧。人造光同样使制造业者能通宵上班，增加了轮班交替制和全天候工作的劳动力。黑夜变成了新的一天。

电灯泡的成功发明，使人们既能受到太阳光也能受到人造光的照射，从而使世界清醒的时间变得更加长久。在过去的几年里，情况变得极端。24 小时不停歇的媒体加上愈加繁重的工作量、社交活动、手机和网络，使人变为夜间动物。

2000 年，一项大规模的调查研究了来自 250 个国家、超过 100 万人的睡眠习惯。几乎 50% 的受访者反映他们每晚需要 8 小时的睡眠，才能使身体得以充分休息。令人瞩目的是，只有 15% 的受访者表示自己每天能得到充足的睡眠。

在 1960 年，一项针对超过 100 万美国人的研究显示：大部分人每晚能得到 8—9 小时的睡眠。2000 年，美国国家睡眠基金会和其他组织做的一些调研表明，这一数字已经降到了 7 小时左右。2006 年，据医学研究所估计，大约 6,000 万美国人患有慢性睡眠障碍症。近期的调查表明，三分之一的美国人如今每天的睡眠少于 7 小时。

英国的情况也不容乐观，2011 年一项英国的研究揭露，超过 30% 的受访者有失眠或其他严重的睡眠问题。

我们现在生活的世界永不休眠。因为这一原因，全球的科学家们开始探索当人被剥夺睡眠后，他的大脑和身体会发生什么。他们的研究结果足以使你彻夜难眠。

疲惫不堪

检验睡眠在人生活中扮演何种角色的一种方法就是不让人睡觉，并观察人大脑和身体的反应。这类实验已经在动物身上进行过，结果既引人注目又发人深省。在 20 世纪 80 年代，芝加哥大学的艾伦·赫特夏芬（Allan Rechtschaffen）做出了针对这一方面可能是最著名也是最令人不安的研究。赫特夏芬和他的同事们将一群老鼠放入实验设备中用以测量它们的脑活动，然后把它们独自放在一张横置于一碗水上的光盘上。每当老鼠的脑活动显示它们入睡后，光盘就会缓慢旋转。这样就会使老鼠惊醒，迫使它们走动以免掉落水中。尽管老鼠们有足够的食物摄入，然而仅仅一周之后，那些被剥夺睡眠的老鼠的体重开始下降，毛发呈现不健康的浅黄色。一个月后，所有的老鼠都死了，这也证明了睡眠对于生命而言是必不可缺的一部分。

如果对人做类似的实验就显得有违道德，即使实验被允许，寻找志愿者的工作也将异常困难。然而，一群拥有勇敢之心的人愿意尝试忍受睡眠被稍微过度剥夺的实验，从而揭示睡眠在我们生命中扮演了多么重要的角色。美国的一位音乐电台主持人彼得·特里普（Peter Tripp）成了第一位敢于吃螃蟹的勇士。

整个 20 世纪 50 年代，特里普让全美的听众为之欢呼。他还是摇滚乐新潮流早期且坚定的支持者。当时的音乐电台主持人都以稳重温和的播报风格而自豪，而特里普却以奔放的播报风格、令人愉悦的播放曲目而震惊听众。1955 年，他搬到纽约，不久就得到了主持全国最著名的电台节目的工作。

1959 年，32 岁的特里普决定八天不眠不休，旨在通过这一行为获得更多的名气。一旦成功，他将创造一个保持清醒时间最长的纪录。特里普和他的团队在纽约的时代广场放置了一个外置全透明玻璃墙并可移动的广播电台。他打算在艰难的情况下持续播报日常音乐节目。这一行为立即为他赢得了极大的关注，全国的记者都来报道特里普每天的情况，成千上万的路人驻足看着这位不眠的电台主播如何尽可能地保持清醒。当大众享受地听着特里普的广播时，一个军队医生小组持续地关注着这位电台主持。这些医生非常严谨地对待这项任务，确保他们能时刻陪伴特里普，包括在特里普上厕所的时候。

随着时间的流逝，特里普想保持清醒变得越来越困难，他的举止也变得愈加奇怪。有一天，他让理发师给他理发。尽管彼此相知多年，特里普对待理发师的态度却极度恶劣，甚至在理发期间使理发师崩溃痛哭。

没过几天，特里普就开始出现幻觉。他认为工作间里有老鼠四处逃窜，鞋子内满是蜘蛛，桌子也着了火。在这期间，一名当地的医生对他的身体进行了检查。特里普却觉得这名医生是一名来掩埋他的殡仪员，半裸的他不顾一切地尖叫着逃离玻璃屋。在这场折磨的最后，精疲力竭的电台主持开始怀疑自己真实的身份，认为自己只是在假扮一个名为彼得·特里普的人。发生这些状况的时间往往与特里普本该入睡后做梦的时间相一致。这也提出了一个有趣的可能，那就是尽管他醒着，但实际上他却在做梦。

在连续八天不眠不休后，特里普像一个婴儿那样睡了整整一天，他看上去一切正常。然而，特里普的妻子却说她的丈夫开始变得喜怒无常，非常抑郁。几年后他卷入了一场举世瞩目的金融丑闻之中，失去了工作，同时婚姻也四度破裂。对大多数人而言，特里普看起来打破了保持清醒时间最长的世界纪录，然而他的生活也因此毁于一旦。

不过仍然有人试图在不睡觉的情况下继续生存。1964 年，17 岁的美国高中生兰迪·加德纳（Randy Gardner）试图以 11 天不睡觉来创造新的世界纪录。几天后，挑战变得愈加困难。加德纳的两位朋友赞成通过去当地的甜品店、播放嘈杂的音乐和玩弹珠游戏的方式来帮助他保持清醒。当加德纳去卫生间时，他的朋友会在门口与他保持对话，确保这个挑战不会失败。

来自美国海军医学精神病研究所的约翰·罗斯（John Ross）中校全程监控着加德纳的挑战，并观察到一系列有关心理方面的问题。挑战一开始，加德纳就遇到了许多之前也困扰着彼得·特里普的问题，包括极度的喜怒无常、记忆混乱和妄想症。在挑战的第四天，他开始出现幻觉，错把路标当成行人。在之后的妄想阶段，本属于白人的加德纳开始认为自己是一位著名的黑人橄榄球运动员。当他的朋友试图纠正他这一想法时，他指责朋友们的言论是种族歧视。实验中不仅加德纳遭受着折磨，在数天不眠不休后，项目组中的一位科学家错误地将车辆开进了单行道内。

在令人折磨的挑战尾声，加德纳变得面无表情，言语不清，最后心脏也开始出现杂音。在打破了世界纪录后，他足足睡了 15 小时。然而与特里普不同的是，他的性格并没有历经永久性的改变。令人感到讽刺的是，在最近的一个采访中，加德纳承认现在偶尔会受失眠症的困扰。

永无止境保持清醒的诅咒

睡|眠|正|能|量|的|秘|密

NightSchool

一例罕见的遗传病显示，在过去的几百年间，少数人发现自己患上了一种永远不能入睡的恐怖病症。

1836 年，威尼斯外的一座小镇上，中年男子贾科莫（Giacomo）患上了一种不可思议的疾病。虽然贾科莫一直都很健壮，但是他突然发现自己无法入眠，开始变得痴呆，几个月后就死亡了。他的许多后代也拥有相似的命运。多年来，意大利的医生们不知道如何来解释这些过早的死亡事件，经常将之归因于患上了癫痫或奇特的热病。随后在 20 世纪 80 年代，研究者们意识到这些奇怪的死亡事实上是一种极其罕见的遗传病，它被称为"致死性家族性失眠症"（FFI）。

FFI 的症状非常可怕。这一疾病会毫无征兆地在人到中年时突然爆发，导致患者彻底失眠。他们将长达数月无法入眠，并开始患上恐慌症和出现幻觉。他们的体重迅速下降，人变得痴呆，丧失记忆，最终变得不省人事，直至死亡。大部分时间里，患者身处完全清醒的状态，不得不去承受永无止境、无法睡眠的极度痛苦。

美国加州大学旧金山分校的精神学家斯坦利·普鲁西纳（Stanley Prusiner）长期致力于研究奇怪的疾病。普鲁西纳最终发现 FFI 源自细菌感染，它能使肌体自我摧毁。这种感染首先会侵入大脑中负责控制睡眠的区域，致使患者时刻保持清醒，无法失去意识。随后它会入侵大脑的其余区域。

研究者们起初认为贾科莫的后代们是唯一患有 FFI 的人群，然而之后又陆续发现了一些家庭患有这种疾病。在感染发生之前，这一疾病的状况早已引发了其他痛苦，许多贾科莫的后代很难寻找到伴侣，得不到保险理赔。虽然现在针对该状况已有可靠的医学检测，但至今仍没有治疗之法。

作为一名心理学家，我曾亲眼见证过类似的案例。几年前，我参与到一个名为《破碎》的电视节目。该节目娱乐性与科学性并存，节目中有 10 位参赛者尝试一周时间不眠不休。其中坚持到最后仍然保持清醒状态的参赛者就能拿走 10 万美金。为了确保参赛者的生命安全，制片人邀请了一组医学专家，而我也有幸参与到"你瞌睡你就输"的挑战环节中。我们想出了许多有趣的方式试图让参赛者入睡，包括让他们拥抱一个巨大的泰迪熊，听一段睡前故事，观看油漆慢慢变干，听一场无比枯燥的关于三角形的讲座。获胜者是一位名叫克莱尔·萨瑟恩（Clare Southern）的实习警官，她保持清醒的状态超过了一周时间。为了使自己不要入睡，克莱尔唱歌给自己听，绷紧双脚直至感到酸痛，甚至不让自己随意上厕所。当我在节目中遇见这些参赛者时，发现他们在睡眠被剥夺后的改变非常明显。几乎所有的参赛者都感觉自身处于怪异的植物人状态，有些人开始出现幻觉，其中有一位参赛者就认为自己是澳大利亚的总理。

　　这些试图克服万难、数日保持清醒状态的人所遭受的痛苦，充分表明了睡眠对于人类的重要性。每一个试图长时间保持清醒状态的人都会遭遇许多不良反应，包括情绪的大幅度波动，极度的了无生气，视线模糊，口齿不清，出现幻想、思维混乱等症状。事实上，吉尼斯世界纪录不再设最长不眠不休时长的纪录，原因就在于，极端保持清醒会造成一系列生理和心理的疾病。

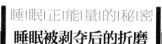

睡|眠|正|能|量|的|秘|密
睡眠被剥夺后的折磨
NightSchool NightSchool

　　16 世纪中叶，苏格兰教会认为女巫是非法职业。在这之后的两百年间，超过 1,000 名女巫因为被认为施展过巫术而被全部处死。一种非常流行的忏悔方式被称为"唤醒女巫"，即让那些被控告施展过巫术的人几天内都保持清醒状态。这些被剥夺了睡眠的女士，由于筋疲力尽和幻觉的频繁发生，通常都会承认自己是女巫，而且拥有特殊的经历，比如在空中飞翔或变成一只动物。

　　每当想到这一原始且野蛮的审问方式已经淹没于历史的长河中时，人们总会在唏嘘中稍有安慰。然而不幸的是，事实远非如此。2009 年，巴拉克·奥巴马公布了几段关于早年布什领导下的高度机密的政府备忘录。备忘录中罗列了中央情报局（CIA）在世界各处秘密的审讯基地所使用的几类用以审讯恐怖主义嫌犯的讯问策略及方法。有一本备忘录明确地指出，可以使用睡眠剥夺法。审讯官首先要求嫌犯靠墙站立，将他们的脚镣铐在地板上，让其双手紧靠双颌。嫌犯一旦入睡，他们就会摔倒，而链条则会将其唤醒。讯问记录揭露了大量拘留者的睡眠遭受过数天的剥夺，其中有一名嫌犯的睡眠被剥夺超过了一周。

除了显而易见的道德上的诟病，这种方式也很有可能导致拘留者在意识不清时提供不可信的口供。在 20 世纪 90 年代中期，来自斯旺西大学的心理学家马克·布莱格罗夫（Mark Blagrove）研究了睡眠剥夺与暗示之间的关系。在一次研究中，布莱格罗夫让一组志愿者听一段描述银行抢劫案的音频。研究者随后随机将志愿者分为两组，让其中一组每天都能得到正常的睡眠休息，而另一组则保持长达 43 小时的清醒状态。所有的志愿者在这之后都被讯问了有关犯罪的情况。

几乎保持了两天清醒状态的志愿者们极易受讯问者的诱导，频繁虚构出犯罪细节，这使研究者有理由相信：被剥夺睡眠后的嫌疑犯很有可能供述讯问者愿意听到的内容而不是事实的真相。

潜在的危险事故

当然很多人会辩解说人们在自愿或非自愿的情况下保持数日的清醒状态，这种情况一般而言都是特意而为的。而每天损失 1—2 小时的睡眠不会对身体造成伤害。50 多年来针对睡眠的科学研究都着眼于该问题，而研究结果令人吃惊且惧怕。

1989年3月24日，享有世界最大油轮之一美誉的"埃克森·瓦尔迪兹"号从阿拉斯加载满货物出发前往位于加利福尼亚的长滩港口。航行没多久，油轮上的安全官试图改变航行的路线来避开大片的浮冰。不幸的是，由于油轮处于自动驾驶模式，所以无法对指令做出反应。尽管油轮上的监视兵们相继给出了两个预警，然而等安全官意识到危险时已为时甚晚，油轮撞上了暗礁，成百上千桶燃油泄漏到汪洋大海中。

"埃克森·瓦尔迪兹"号事件对周围的动植物以及栖息地造成了巨大的危害，它也被认为是近代史中对环境造成最严重危害的灾难之一。事故调查员最后总结认为，睡眠严重不足是该次事故中的元凶。油轮安全官在前两天中只睡了短短6小时，疲惫不堪的状况下根本无法及时注意到油轮没有改变航道，或者是对监视兵们的警告做出反应。令人唏嘘的是，该事故并不是特例。类似的调查揭露，睡眠被剥夺也是其他灾难性事故发生的主要原因，其中就包括三里岛事件、"挑战者"号宇宙飞船事故和切尔诺贝利核事故。

事实上，即使是微小的睡眠不足，也可能极大地增加你在日常生活中发生严重事故的可能性。

格雷戈里·贝伦基（Gregory Belenky）长期致力于半睡眠状态可能造成的心理危害方面的研究。30多年来，贝伦基就职于美军医疗队，带领军人们与疲倦作战。贝伦基测试了许多让士兵们在战场上保持清醒的方法，其中包括设计了一个对运动具有高灵敏度的腕表，它能探查到睡眠的类型；还有一种富含咖啡因成分的口香糖，它能达到双倍浓缩咖啡所具备的同等效果。深思熟虑后，贝伦基决定脱下他的迷彩服，穿上实验白大褂，现如今他就职于华盛顿大学睡眠与行为研究中心。

2003 年，贝伦基和他的同事们针对睡眠不足与灵敏度的关系开展了一项研究，他的这项研究也被公认为是世界上最复杂的研究之一。研究者们要求志愿者在睡眠实验室里待上整整两周时间。在头几天，研究团队会确保所有的志愿者在晚上 11 点前都能上床入睡，早上 7 点前全部起床完毕。随后研究者们将志愿者随机分为四个小组，确保之后每个小组的睡眠时间都有所不同。其中一组志愿者有幸能每天得到 9 小时的睡眠，而其他三组的睡眠时间分别为每天 7、5、3 小时。

在随后的几天内，研究者们会询问志愿者的疲劳程度和测试他们的警觉性。警觉性的测量是通过让志愿者们看电脑屏幕，每当看到黑点，就按下按钮这一方式来完成。每晚得到 9 小时睡眠的志愿者保持着非常高的警觉性，而那些只有 3 或 5 小时睡眠的志愿者很快就出现了疲倦和注意力不集中的情况。但是，那些每晚得到 7 小时睡眠的志愿者的测试结果却令人惊奇。虽然这些志愿者再三告知研究者说自己与那些拥有 9 小时睡眠的志愿者的清醒程度别无二致，然而"看到黑点按下按钮"的测试数据却描述了另一个不同的故事。仅仅几天的时间，那些拥有 7 小时睡眠的志愿者的警觉性明显下降，在参与实验的志愿者中一直处于迟钝的状态。

贝伦基的研究表明了细微的睡眠缺失都会造成巨大的危害。如果几天时间内每晚只得到 7 小时甚至是更少的睡眠时间，那么你的大脑就会反应缓慢。更糟糕的是，你仍然自我感觉良好，完全没想为你迟钝的大脑提供足够的休息时间。仅仅几天过后，这种程度的睡眠不足就可能置你于一场潜在的危险事故之中。

当你准备驾驶车辆时，情况将变得更为致命，因为睡眠不足减慢了反应的时间，这将引起一种被称为"微睡眠"的意识丧失。这一问题令人恐惧。国家高速公路交通安全管理局认为这一疲劳模式每年导致了超过 10 万起道路交通事故和 1500 起致命车祸的发生。这一问题在青年驾驶员中尤为严重，对于 18—25 周岁的青年而言，困倦是致命车祸的头号凶手。似乎任何一名青年都逃脱不了这一问题，曾获"美国最安全的青年驾驶者"称号的男孩也因打瞌睡而卷入一场车祸，最终英年早逝。

令人担忧的是，因疲劳引发的大量交通事故，只是睡眠不足产生的危害中的冰山一角。

睡|眠|正|能|量|的|秘|密
微睡眠的秘密
NightSchool Night School

当你睡眠不足时，你的大脑会休眠几秒，而你却一无所知。有趣的是，即使你的大脑处于睡眠状态，你的双眼仍然是睁开的，就好像灯开着但房间里却空无一人。这一神奇的现象被称为微睡眠，它在你清醒的时候随时可能发生。如果你正巧在阅读，你可能会突然意识到完全不知道上一个句子的内容；如果你正巧在聊天，你可能会觉得自己好像有几秒处于不知所云的状态；如果你正巧在开车，你可能刚与死神擦肩而过。

2012 年，ABC（美国广播公司）新闻频道的记者罗恩·克莱本（Ron Claiborne）加入了医疗研究者查尔斯·切斯勒（Charles Czeisler）关于微睡眠对于驾驶影响的研究工作。克莱本连续 32 小时保持清醒状态以便模拟慢性睡眠剥夺的情况。研究者们随后在克莱本身上安装了实验仪器用以检测他的大脑活动，随后让他驾驶一辆小型货车，在封闭的赛道内绕行数小时。看上去克莱本是处于清醒状态的，全程中眼睛始终处于睁开状态。然而，他的大脑活动却显示在整个驾驶过程中他经历了 20多次微睡眠状态。

虽然微睡眠只持续短短几秒，但是它们却能轻而易举地使驾驶员闯红灯或撞上迎面而来的车流。疲劳的驾驶员们不会踩刹车或者试图转向。相反，他们往往与车辆迎面相撞却一无所知。

工作中入睡

你的大脑只占体重的 2%，却需要消耗身体产生的能量的 20%。当你的睡眠被剥夺时，你的身体将很难从血液中得到葡萄糖，这将导致你的大脑无法正常思考。

为了研究这之后所产生的结果，来自拉夫堡大学的睡眠科学家吉姆·霍恩（Jim Horne）创建了自己的小型赌场，并再三保证赌场中的游戏非常简单。志愿者们受邀来到霍恩的赌场实验室，然后被要求从四张纸板上收集卡片。有些卡片能增加金钱，其余的则减少金钱。纸板随意叠加在一起，这样就使每张纸板上加钱与减钱的卡片比例不等。睡得好的志愿者无意识下就会懂得从加钱卡片数量多的那块纸板上挑选卡片，而睡眠严重不足的志愿者们则会随机地从四块纸板上挑选卡片。参考霍恩的发现，我们就可以理解为什么许多赌场会鼓励人们通宵赌博了。

睡眠不足不仅会影响你的决策力，还会影响你的意志力。你的大脑的前端与你的意志力关系重大。当你睡眠不足时，大脑这部分将处于很低的能量水平，造成的危害也非常大。这是因为它会导致你丧失自控能力。许多研究揭示了这对于工作场合可能造成的危害。

在一项实验中，来自北卡罗来纳大学教堂山分校的迈克尔·克里斯蒂安（Michael Christian）在医院内研究了睡眠不足与专业技术间的关系。克里斯蒂安请一组护士回忆晚上睡了多少小时，以及最近一次值班期间出现差错的概率，例如是否工作进度缓慢、不适宜地讨论机密、在病房内使用非法的药物等。睡眠时间不足7小时的护士明显做出了更多非专业的行为。

另一项由来自弗吉尼亚理工大学帕普林商学院的克里斯托弗·巴恩斯（Christopher Barnes）所做的研究着眼于作弊这一问题。巴恩斯请一组学生在一周内每天都写好睡眠日记，之后再参加一场问答测试。学生们被给予作弊的机会来修改自己的答案。研究表明，学生睡得越晚，作

弊的次数就越多。

来自新加坡管理大学的大卫·瓦格纳（David Wagner）研究了睡眠不足的员工是否更容易在工作期间上网放松（俗称为“网络摸鱼”）。瓦格纳首先为每名志愿者戴上特殊的腕表，它装备了加速计可用来测量每晚睡眠的时间。第二天，志愿者们被安排在办公室的电脑上观看一场重要的视频讲座。在他们不知情的情况下，研究员秘密地监控每名志愿者浏览娱乐性网页而不是观看录像的时间。在夜间辗转反侧难以入眠的志愿者，更容易在第二天进行网络摸鱼。

工作时间下如此低的自制力造成的影响应引起人们极大的重视，睡眠疲惫每年在商务产业上将造成约 1500 亿美元的损失。

更糟糕的是，长远来看这些影响将对人的大脑造成极大危害。例如，来自伦敦大学学院附属医学院的简·费瑞（Jane Ferrie）是一名公共卫生方面的研究员，她曾研究超过 5,000 名中年志愿者的生活和思维长达 5 年之久。在 20 世纪 90 年代末，每名志愿者告知了大约每晚睡眠的时间，5 年后他们又第二次告知了每晚的睡眠时间，费瑞同时也测试了他们的记忆力、词汇量和逻辑思维能力。结果显示每晚睡眠少于 6 小时或多于 8 小时的志愿者的测验分数更低。另外，在 5 年间睡眠时间明显下降的志愿者，在逻辑思维能力和词汇量上得分极低。一般而言，随着年龄的增长，我们记忆和快速思维的能力都将相应减弱。基于此项调查，研究者们预测对于中年人而言，少于 6 小时或多于 8 小时的睡眠，将使他们的大脑提前衰老大约 7 年。

睡眠不足正威胁着我们的教育机构，造成数十亿的商业损失，并使大脑过早衰老。最令人担忧的可能在于它能终结你的生命。

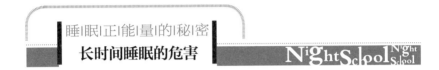

大量关于睡眠和身体健康的研究探索了睡眠不足所造成的危害。然而，不少研究也表明在睡眠方面，如同生活中的其他事物一样，也存在着过犹不及的问题。

一些大规模的研究表明，每晚睡眠时间达到 9 小时以上，将导致一系列的医学病症，包括糖尿病、肥胖、头痛、癌症和心脏病。除此之外，长时睡眠者容易出现"嗜睡"的情况。除了长时间睡眠外，他们在白天更容易感到疲倦，小憩后也丝毫不觉得兴奋，极易焦躁不安，并出现记忆问题。

睡眠应遵循"适度原则"，凡事必须有度，不宜超越极限。正如一碗粥不宜太烫或太凉，睡眠也不宜过长或过短。对大多数人而言，每天 8 小时的睡眠是最佳的。

死后我就会睡觉

从 20 世纪 80 年代开始，伦敦大学学院的研究者为研究睡眠模式与寿命之间的关系，花了 20 年的时间跟踪 1 万多名英国公务员。2007 年公布的结果显示，每晚睡眠少于标准量 2 小时的被测者，死亡的风险会加倍。在一项相似的研究中，另一组研究者分析了超过 100 万美国人的跟踪数据，最后发现每晚睡眠少于 7 小时的人容易发生提前死亡现象。

进一步的研究开始逐步揭露糟糕的睡眠足以致命的原因所在。一些研究着重于关注具有睡眠诱导性的褪黑激素与循环系统的关系。许多研究都表明褪黑激素对身体有着积极的作用，其中包括降低血压和降低患上心脏病和中风的可能性。人体内褪黑激素一旦下降，就会导致睡眠不足，从而增加患上其他疾病的风险。这一影响极其严重，发表在专业学术期刊《睡眠》上的一项研究显示，每晚睡眠少于 6 小时的人患高血压的风险是常人的 3 倍。睡眠少于 4 小时的女性，死于心脏病的概率是常人的 2 倍。

褪黑激素不仅仅使你的血液在血管里奔流，它还会抑制许多与癌症相关的激素的生成。无法生成褪黑激素的影响是巨大的，大规模的研究表明轮班制的女性工人（她们的褪黑激素数量处于低水平），比常人多 60% 患乳腺癌的风险，多 35% 患直肠癌的风险。其他研究工作也暗示糟糕的睡眠容易导致糖尿病。研究表明睡眠时间少于 5 小时的人，患 2 型糖尿病的概率是常人的 3 倍。

　　肥胖亦是如此。超过 28% 的美国成年人，睡眠时间少于 6 小时，而其中超过 35% 的人是肥胖症患者。事实上，成年人和儿童的睡眠不足可能会增加肥胖症的患病率。

　　2005 年，英国研究者发表了一项研究结果，该研究跟踪了 8,000 多名新生儿，研究他们的睡眠习惯和体重之间的关系。结果显示，当幼儿 3 岁时，如果每晚睡眠少于 10.5 小时，那么当他们 7 岁时，患上肥胖症的概率就比常人高 45%。同样在美国，研究者跟踪了 60,000 名中年女性长达 16 年，旨在研究睡眠类型与体重的关系。结果表明睡眠时间少于 5 小时的女性，患肥胖症的概率比常人高 15%。在另一项研究中，来自斯坦福大学的研究者探索了人们的睡眠习惯与体重的关系。从 1,000 名志愿者身上得来的数据表明，每晚睡眠时间少于 8 小时的人大多患有肥胖症。

　　当然，许多数据也可被解读为肥胖症患者的睡眠非常糟糕。然而，其余的研究表明睡眠不足确实会导致体重增加。两种激素对于控制你的食物摄入起到关键性的作用。其中一种名为"胃饥饿素"，它由胃肠道产生，刺激你的食欲。另一个称为"瘦素"，它存在于肥胖细胞内，会告诉我们的大脑自己吃饱了，可以适可而止了。芝加哥大学的研究员们研究了激素与食欲这二者之间的关系。他们使男性志愿者连续两天睡觉少于 4 小时，结果发现这种短期的睡眠不足对他们激素的生成有重大的影响，它导致胃饥饿素上升了 28%，瘦素下降了 18%。这些改变能刺激志愿者的食欲但又使他们在饭后没有饱腹感。在这两种激素的相互作用下，志愿者的食欲上升了 24%，尤其抵抗不了高热量且不健康的食物，比如甜品、饼干和薯片。

来自瑞典的乌普萨拉大学的精神专家科林·查普曼（Colin Chapman）研究了睡眠不足对于购物习惯的影响。查普曼和他的团队征募了一组健康的男性，开展为期两天的研究。第一天晚上志愿者不得入睡，然后在第二天进行食物的采购。第二天晚上他们可以正常睡觉，随后再次进行购物活动。在购物前，每名志愿者将得到 30 美元和一张含有 40 件商品的购物清单，他们的任务就是尽可能多地买好清单上的商品。清单上一半是垃圾食物一半是健康食品。当他们的睡眠被剥夺后，志愿者买回的食品大多都是垃圾食品。睡眠不足不仅危害着你的大脑，同时也摧毁着你的腰围。

睡|眠|正|能|量|的|秘|密
甜美的睡眠

Night School

人类的皮肤紧致平滑的原因就在于胶原蛋白的存在。随着年龄的增长，你身体内的胶原蛋白数量将减少，这会使你的肌肤变得松弛并出现皱纹。数晚的糟糕睡眠会导致你的身体产生一种名为皮质醇的压力激素。这种激素能阻碍胶原蛋白的生成，致使皮肤显得不健康，出现皱纹和黑眼圈。

这些影响产生的速度非常快。在一项由斯德哥尔摩的卡斯林卡学院进行的研究中，研究员们分别在志愿者享有 8 小时的睡眠和在保持 31 小时的清醒后用照相机记录下他们的状态。另一组志愿者看到这些照片后会评估每个人看起来健康和富有吸引力的程度。睡眠被剥夺后志愿者们拍摄的照片被认为比较不健康和缺乏吸引力。有一项更深入的研究揭示睡眠被剥夺后将导致眼睛变红、黑眼圈加深、皮肤更为暗沉以及出现更多皱纹。

很显然，睡眠不佳的证据全在你的脸上。

起床和沮丧

睡眠不足不仅对你的身体健康有影响，它也影响着你的心理健康。

精神病医生长期观察到许多受精神问题困扰的患者睡眠都不理想。比如，大约90%的抑郁症患者经常在午夜辗转难眠或突然惊醒。双相情感障碍症患者的临床表现为时而极度兴奋、躁动不安，时而又会极度抑郁低落。同样，这一情绪的紊乱也与睡眠问题相关，狂躁症患者通常每晚只能睡3小时左右，有些甚至好几天都无法入睡。

精神分裂症的临床表现包括出现幻觉、妄想和思维混乱等症状，这些也与糟糕的睡眠分不开。有研究表明，大约70%的患者遭受着不易入睡、睡眠过长或生物钟昼夜颠倒等问题的困扰。

最后，在睡眠问题和儿童注意缺陷多动障碍（ADHD）之间也存在着有趣的关系。对于许多儿童而言，睡眠不足不会导致瞌睡，相反会促进活跃度以及心不在焉的思维活动。许多研究提供的证据表明，很多被诊断为注意缺陷多动障碍的儿童往往遭受与呼吸相关的睡眠紊乱的困扰，俗称为"睡眠呼吸暂停综合症"，他们进入深层睡眠的能力处于较低水平。

当然关联性并不意味着因果性，反之很有可能是心理状态的紊乱才导致了睡眠问题的产生。为了处理睡眠和精神健康这二者之间复杂的关系，许多研究员开始帮助患者取得更好的晚间休息并监测之后的效果。这类研究使用了多种技术手段，包括通过使用光线疗法来改变人体的生物钟、服用褪黑激素和通过白天的运动促进睡眠等方法。虽然这些手段仍处于初始阶段，但是已经有了初步的成效。这些干预帮助缓解了抑郁症和双相情感障碍的症状。如果这些研究是有效的，那么睡眠问题确实对于许多心理问题的产生起到了关键性的作用。

睡|眠|正|能|量|的|秘|密

睡眠：终极解药？

让大脑处于最佳状态是一项艰苦卓绝的事业。

你的脑细胞无时无刻不在生成一种"有毒垃圾"，如果它不断堆积，将破坏你的思维、举止和心情。为了避免此状况的发生，你的身体定期会产生一种名为"脑脊髓液"（CSF）的特殊清洁液，以清洗你的大脑组织。CSF 将有毒垃圾冲到人体的肝脏进行排毒。来自罗切斯特大学医疗中心的神经学家最近做了一项研究，他们发现睡眠在这一垃圾处理环节中扮演了重要角色。

研究员们选择了一组老鼠（老鼠的大脑与人类的大脑极为相似），将荧光染料注入老鼠的脑脊髓液中并通过高倍扫描仪来监测老鼠睡眠和清醒时脊髓液的情况。

当老鼠睡觉时脑细胞会缩小且细胞间扩大了大约 60% 的距离。这使得大量的脑脊髓液能快速流入大脑并非常迅速高效地将有毒物质冲刷干净。这一开拓性的实验揭示出，当你入睡后，大脑会更为高效地将白天堆积的有毒物质冲刷干净。反之，如果你睡眠不足，这些有毒物质将残留在大脑中，使你感到头昏脑涨、脾气暴躁。

测试时间

许多人认为得不到良好的睡眠将导致他们的性格变得乖戾。事实上，睡眠不足所造成的危害远不止如此。即使是微小的睡眠不足都将对大脑产生极大的危害。它可能会增大你发生意外事故、危险驾驶和工作效率低下的概率。睡眠不足也将影响我们国家年轻一代的大脑，使他们难以顺利地从大学毕业。随着时间的流逝，它甚至能使你的大脑过早衰老。最为关键的是，睡眠不足对你的身体危害重大。正如我们所看到的，糟糕的睡眠质量将极大地增加你患高血压、心脏病、糖尿病和肥胖症的概率。情况已然岌岌可危，因为睡眠不足不像其他的许多心理和生理问题，它极易被人所忽视。事实上，你可能意识不到自己现在就可能正处于睡眠不足状态之中。这也让我们开始思考一个重要的问题——你是否得到了充足的高质量睡眠？

近年来，睡眠科学家们设计了多种多样的问卷来测验睡眠的质量与数量。事实上，你在之前已经完成了其中的一份问卷。

让我们来看一下你的回答。计算问卷的分数，只须简单地合计你所做选项下方对应的数字即可（前提是你在做题过程中没有打瞌睡）。如果得分在17分或以下就表明你目前的睡眠质量不好。如果得分很低，那么我只能安慰你说，你并非孤家寡人，我邀请了3,000名群众完成这份问卷，20%的受访者得分属于这一区间。如果你的得分在18—26分之间，那么说明你的睡眠质量处于一般状态。但这是否意味着你就能高枕无忧了呢？显然不是。

当我看着这些问卷的数据，我意识到只有10%的人得分在27及以上。这些"超级睡眠者"的特征非常明显。他们生命中的每晚都睡得很好，拥有想睡就睡的能力，睡醒后感到神清气爽，并且往往做很多美梦。他们这种充分利用黑夜的能力使他们更容易变得快乐、成功和健康。比起那些得分处于一般的人，这些超级睡眠者的快乐程度增加了25%，成功实现目标的概率也高了30%（比如减肥或戒烟），同时，感到压力的程度也少了40%。如果这份问卷你的得分处于一般状态，那么你离成为一名超级睡眠者仅有几步之遥。

我坚信每个人都有能力好好利用生命中这遗失的三分之一的时间。有些人能从一名糟糕的睡眠者成为一名睡眠小能手，而其他的良好睡眠者能完成从良好到卓越的飞跃。你所要做的就是去懂得睡眠和做梦的科学，并且发现如何最好地将之运用到生活中去。

正能量测试 | **你的睡眠姿势说明了什么?**

古谚有云:"国王仰着睡,圣人侧着睡,富人趴着睡。"

请花一些时间回答以下问题。

如下哪幅图片描述了使你感到最舒服的睡姿?

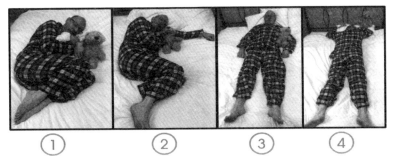

① 完全婴儿式:睡觉时身体几乎完全蜷缩。双腿向膝盖处弯曲,而膝盖又尽量靠近下颌。整个身体会蜷成一个球形,往往还会环抱一个物体,比如枕头。

② 半婴儿式:侧卧在床,膝盖蜷曲到一半。

③ 国王式:平躺在床。

④ 俯卧式:脸朝下睡在床上,手臂放于头前,双腿伸直,双足略微分开。

20世纪70年代后期，精神病学家塞缪尔·邓克尔（Samuel Dunkell）向世界提出了一个全新的令人振奋的性格理论。在他著名的《睡姿：夜间的身体语言》一书中，邓克尔认为从个人偏爱的睡姿中，或许可以窥探其真实的心理状况。例如，双腿在脚踝处交叉而睡的人往往疲于应对人际关系；采取"火烈鸟"（Flamingo）式睡姿的人往往具有消极攻击性人格；采取双手垫于头下、双肘正对天花板睡姿的人往往好于争辩。另外，邓克尔认为那些采取很罕见的"蛤蜊"（Clam）式睡姿的人往往热衷于自我的想法；而那些采取"狮身人面像"（Sphinx）式睡姿的人意志尤为坚定（我怀疑他们患有严重的腰痛）。

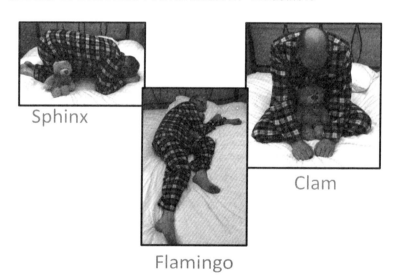

Sphinx

Clam

Flamingo

近几年，许多持怀疑态度的学者检验了邓克尔的基本论点。他们初期的工作致力于研究人们是否会有偏爱的睡姿。研究者在为期 6 个月的时间里不间断地询问人们睡眠的姿势。结果显示被调查者中的大部分确实有稳定的偏爱睡姿，且倾向于采取先前问卷中提及的四种睡姿中的一种。受这些发现的鼓舞，科学家们系统地调查了这些姿势是否与特定的性格类型相关。出乎许多怀疑论者的意料，结果显示了如下的相关性：

完全婴儿式：采取这种睡姿的人倾向于焦躁、情绪化、优柔寡断，且对于批评过于敏感。邓克尔将这种姿势"封闭"的本质解读为这个人不愿意拥抱新生事物，融入生活。

半婴儿式：采取这种睡姿的人往往适应力强、容易妥协、愿意息事宁人，且不易走极端。

国王式：采取这种睡姿的人往往非常自信、外向、喜欢高谈阔论和追求感官刺激。

俯卧式：采取脸朝下睡姿的人有刚正不阿和完美主义的倾向。邓克尔认为这些睡眠者不喜欢意外的发生，讨厌信口开河，对于任何论断都要求有充分的证据，他们的特征是总是准时出席会议。

研究同时表明，那些没有睡姿偏好的人往往很活跃好动，并享受挑战。然而，如果你的睡姿暗示你的性格并不理想，也请你不要过分忧虑或沮丧。人们的睡姿与性格间的关系还是相对比较弱的，并且科学家们也对此将信将疑。

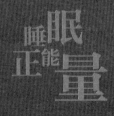

Night School
Night
School
NightSchool
Nig
School
School
Night
Night
School
Ni
g
h
Night
School
Night
School
Nig
School
h
Night
School
Night Scoo
l
School
Night

眠
睡能量
正

第三章

超级睡眠是训练出来的

我们将发现"短时睡眠"的真相，探寻如何才能够获得人生中最舒适的睡眠，并且学习如何像婴儿一样安眠。

在之前的章节里我们已经发现 24 小时发布资讯的媒体、日益繁重的工作负荷和不间断的网络在线致使我们的世界几乎成为一个不夜城。慢性睡眠不足正危害着我们的大脑和身体。每年，疲劳成为成千上万的道路事故的元凶，还增大了肥胖和死亡的风险。正因如此，每晚得到充足的睡眠，已然成为每个人的迫切需求。

　　即使你没有睡眠问题，睡眠时长和质量的提升也可以彻底地改变你的生活。正如我们在上节课上的所见所闻，研究早已表明超级睡眠者的存在——他们拥有想睡就睡的能力，睡醒后感到神清气爽，并且往往会做很多美梦。我坚信每一个人通过学习如何成为一名超级睡眠者后，都能够充分利用好每个夜晚。

　　许多人听闻此言论后的反应主要分为两类：有些人想知道他们是否能欺骗睡眠，也就是尽可能地保持清醒，而只要花少量时间在睡眠上；其他人则非常想提升他们的睡眠时长和质量。在这一章里我们将解决这些问题。

首先，我们将探索是否存在依靠少量的睡眠还能茁壮成长的方法。随后我们将探究如何拥有一生中最好的睡眠。首先让我们与死神下盘棋吧。

波涛中的生命

在英格玛·伯格曼（Ingmar Bergman）执导的经典影片《第七封印》的开头，一个穿戴着黑色斗篷、面色苍白的人拜访了一名骑士。此人凄厉地解释说自己是死神，正准备夺去骑士的生命。骑士听闻后很悲伤并向死神提出挑战，希望通过漫长的棋局来避免自己死亡的命运。多年来，一些人也会采取类似的狡诈方法来对付黑夜，努力寻找方法来避免浪费时间在睡眠上。在这些"我们靠很少的睡眠就能生存"的理论中，最著名的莫过于由顶尖睡眠科学家兼资深游艇驾驶者克劳迪奥·斯坦皮（Claudio Stampi）做出的研究。

单人横渡世界各大洋的尝试要求高度的警觉性，即使是一点点不合时宜的睡眠，都可能导致灾难性的后果。例如在 1982 年，水手德斯蒙德·汉普顿（Desmond Hampton）租用了弗朗西斯·奇切斯特（Francis Chichester）爵士的游艇"舞毒蛾四号"参与环游世界的竞赛。在比赛中，汉普顿在精疲力竭后想到甲板下抽空休息一小时，然而他睡过了头。最终，"舞毒蛾四号"在距离澳大利亚东南海岸的不远处撞上岩石后失事。

斯坦皮想知道他关于睡眠科学的知识是否能帮助参赛者保持长时间的清醒状态，同时又感觉自己得到了充分的休息并保持高度的警觉性。

正如我们在第一节课中所学到的，生物钟方面的研究暗示了人们睡眠的时间大部分都在夜晚，同时在午后也有小憩的可能（睡眠科学家将之称为"二相"模式）。这在动物王国并不常见，因为许多动物在白天经常会时不时地小睡片刻。大多数生物学家相信这种更偏向渔翁撒网般的"多段式"睡眠方式的形成源自动物经常面临能量危机。为了生存，它们需要四处奔跑觅食和躲避敌人。不幸的是，这种精力充沛的生活方式，需要消耗大量的能量，而这也迫使它们在白天需要频繁地休息来不断充电。

斯坦皮意识到多段式睡眠对于他那些面临长时间航行的朋友来说是个绝好的方法。他开始与游艇驾驶者一起工作，研究他们按照这一奇特的作息能否保持健康和警觉性。在他最著名的一项研究中，他帮助英国的航海明星艾伦·麦克阿瑟（Ellen MacArthur）单人环游世界。比赛前，斯坦皮监测了麦克阿瑟的睡眠习惯，并制订了一份最佳的睡眠时刻表。在她那史诗般的航行旅途中，麦克阿瑟在手臂上佩戴了一个小型手表模样的装置。这个装置能持续监测她的移动和体表温度，随后将这些信息传回给斯坦皮位于波士顿的时间生物学研究中心。数据显示麦克阿瑟在旅程中有几乎 900 次的小睡休息，每次时间平均只有 36 分钟。这一非凡的时刻表发挥了作用，麦克阿瑟用了 71 天零 14 小时完成了环游世界的壮举，并因此以提前 32 小时的成绩打破先前的航行时间纪录。

斯坦皮的研究证明人们确实可以通过多段式睡眠成功存活数月。但是这种奇特的多次小睡模式能否成为一种生活方式呢？

在 20 世纪 50 年代，意大利艺术家兼演员詹卡洛·斯布拉贾（Giancarlo Sbragia）听闻莱昂纳多·达芬奇非常高产。达芬奇坚持每 4 小时只睡 15 分钟，这样他每天就能获得额外的 6 小时工作时间。斯布拉贾因此推论说，如果世界上伟大的艺术家也得益于多段睡眠时刻表，那么自己一定也会受益匪浅。斯布拉贾起初感觉保持清醒很困难，但是几周过后他每天只须休息 6 次，每次小睡 15 分钟即可。一开始，这一艰巨的时刻表使他拥有更多的时间纵情于自己的艺术创作，一切似乎都还不错。然而几个月后，斯布拉贾发现自己无事可做，再加上缺少他人昼夜的陪伴，很快就感觉到孤寂难耐。他逐渐痛苦地意识到：自己达不到莱昂纳多的水准，他不在于时间的缺乏而在于天赋的匮乏。最终，他在 6 个月后终止了实验。

斯布拉贾不是唯一一名想靠多段式睡眠作为生活方式的尝试者和失败者。上网搜索后，你会发现有许多听起来具有科学性的多段式睡眠实验，包括"普通人睡眠计划"（晚上睡眠 4.5 小时外加白天两次 20 分钟的小睡）"极限睡眠计划"（4 次每 6 小时小睡 30 分钟）以及"多阶段睡眠计划"（6 次每 4 小睡小睡 20 分钟）。这些"实验"基本上遵循相同的模式。几周时间后，尝试者的生活就会变得非常痛苦，但他们会渐渐习惯这份时刻表并开始享受新奇的经历。然而数月过去后，他们开始出现许多睡眠不足的症状，在工作和社会生活的压力下，他们发现这份作息表很难再去坚持，最终都乐于回归以前的睡眠习惯。

斯坦皮的研究令人着迷，它显示了人们短期内可以采取多段式睡眠的作息方式。然而，研究又表明这份作息表不能作为夜间良好睡眠的替代品，且不能长期实践。这次失败是压死短时睡眠的最后一根稻草吗？当然不是。心理学家兼激进派睡眠科学家雷·梅迪斯（Ray Meddis）勇敢地站了出来。

短时睡眠

20 世纪 70 年代，心理学家雷·梅迪斯想到了一个激进的睡眠新理论。根据梅迪斯的想法，睡眠的产生，源自动物受到掠食者攻击时帮助它们保持静止状态和不引起注意。比起那些想着"外面一片漆黑，我打算出去瞧个究竟，看看有什么糟糕的事情会发生"的同类而言，在黑暗中完全保持静止状态的动物更不容易受到攻击。对于梅迪斯而言，睡眠不是为了保持大脑和身体的清醒，保命才是它的目的。其中最有争议的是他认为大部分人现在的睡眠是毫无意义的，因为现在人们在午夜受到老虎袭击的可能性微乎其微。梅迪斯的理论预言说人们是可以依赖少量睡眠而正常生活的。为了研究这一论断，他开始寻找那些睡眠时间少却又感觉良好的人。

纵观历史，许多名人曾声称自己尽管每晚睡很短的时间，但依旧能正常工作、保持身体良好。然而进一步研究后你会发现，这些人中许多人都没有说实话。例如，世界著名的电灯泡发明者——托马斯·阿尔瓦·爱迪生曾数次告诉记者他每天只需少量的睡眠，甚至夸耀说："在 24 小时内我的睡眠时间从来不需要超过 4—5 小时，也从不做梦，仅仅只是睡觉而已。"然而爱迪生的传记作者发现这位伟大的发明家的睡眠时间远超过他所说的平均量。爱迪生在他的办公室和图书馆都安放了床，他财产名录上的许多其他房屋里也同样如此。这位伟大的发明家会频繁地躺在床上小睡片刻，这也使他每天得到远远多于 4—5 小时的睡眠时间。

　　由于担忧过往报道的虚假性，梅迪斯花费数年，尝试去追踪那些很快乐、健康且每晚只需少量睡眠的人。他在报纸和电视上发布的请求不久就得到了回应，但是许多受访者要么正遭受失眠症的困扰，要么就是自我欺骗。有一次，一位中年人联系梅迪斯声称自己从 15 岁开始就再也没入睡过。然而当男子被带进实验室后，他立马像婴儿一样睡了将近 6 小时。

　　许多年后，梅迪斯的一位好友向他介绍了一位年近七旬却精力旺盛的退休护士，该护士曾表示自己每晚的睡眠时间少于 1 小时。出于好奇，梅迪斯和他的同事决定对这位护士进行测试。为了保护该女士的隐私，团队在他们的科研论文中只用神秘的"M 女士"来称呼她。

　　研究员们一开始决定追踪监测 M 女士一段时间，观测她是否每天真的只需很少时间的睡眠。在第一个晚上，他们邀请她来到睡眠实验室，希望能通过脑电图机来监控她的大脑。不幸的是，团队低估了这位年长的实验人的好奇心和活力。她着迷于这些高科技的设备并欣喜于新朋友的陪伴，M 女士拒绝进入睡眠状态，整晚都在和研究员们兴奋地聊天。当白天来临，疲惫不堪的研究员不得不轮流观察她。M 女士显得很乐于与大家聊天，保持了整整 24 小时的清醒状态。第三天晚上，研究员们终于说服 M

女士上床睡觉。然而，在睡了一个半小时后她又继续开始与大家闲聊。

梅迪斯深深着迷于这些初步的结果，于是他延长一周的时间以全天候监控 M 女士。一组学生白天仔细地观察 M 女士日常的活动，而每晚年近七旬却精力充沛的 M 女士都会待在睡眠实验室。结果显示 M 女士确实是一名短时睡眠者，每天的平均睡眠时间只有 1 小时。研究者们对自己的发现感到非常高兴，他们检查了 M 女士的脑电图记录，希望寻找出她在缺少睡眠的情况下仍然得以生存的原因。不幸的是，脑电图数据并未起太大作用，只是确认了她睡眠时快速眼动期和非快速眼动期的比率与那些每晚 8 小时的睡眠者是相同的。

多年来，研究者探索了其他短时睡眠者的大脑、身体和生活状况。一些最新的研究表明，他们总是精力充沛，其中很大一部分人在职业生涯中取得了企业家的头衔。这一领域里最有趣的一些研究是由加利福尼亚大学的遗传学家做出的。2009 年，研究员们在检查一些曾参与过睡眠系列研究的志愿者的血液样本时发现了一些奇怪的事情。其中两组血液样本中含有名为"DEC2"的多拷贝基因，它能影响人们睡眠的时间。出于好奇，研究员们追踪了这些志愿者并惊讶地发现样本来自一对母女，两者都是短时睡眠者。不仅如此，当其他科学家将该基因突变转移到老鼠身上时，他们发现老鼠的睡眠时间减少了，而且几乎没有证据显示它们睡眠不足。这项研究强有力地证明了：拥有每天能保持长时间清醒状态的能力与不寻常的基因突变有关，这也解释了为什么这种现象通常从儿童期开始出现并在家族中得以延续。正如拥有黑发的人无法将自己变为金发，绝大多数的人永远无法学会每晚只睡很少的时间，然后依旧能正常生活。

针对多段式睡眠和短时睡眠的研究结论已经很清晰了。针对睡眠问题，没有权宜之计。幸运的是，许多睡眠科学家已经致力于研究进入睡眠和保持睡眠的最佳方法。

睡|眠|正|能|量|的|秘|密
你需要多长的睡眠时间？

据教科书上所写，大多数成年人每天需要 7—8 小时的睡眠来保证肌体的正常运作。根据我的经验，这个预计基本正确。然而，个体实际所需的睡眠时间又因人而异。值得欣喜的是科学家已经制订出了许多方法来衡量你每晚需要的睡眠时间。以下是最简单的两种方法。

起床铃

这个练习大约需要两周时间。首先，每天选一个合适的起床时间。你可以选择任意时间，但必须确保你不会提早清醒过来，并且在工作日和休息日里，你不会感觉抗拒和沮丧，而是乐于在你选择的时间起床。其次，请每天都在规定的时间起床（试试把闹铃放在另一个屋子，让你不得不起身去关掉）。最后，每晚你感到疲倦后就请上床休息。不要在你不困时逼迫自己休息，也不要在感到困意后还继续熬夜。几周后你的身体将懂得它必须在早上你规定的时间起床，并且会调节你夜晚的疲劳度，以确保你得到充足的睡眠。你躺在床上的时间就是你所需的睡眠时长。

自由睡眠

这个练习要求你付出比第一阶段更大的努力，而且它包含一个名为"自由睡眠"的阶段。由于你需要找出一周的时间来睡眠，所以最好在你没有工作的时间来进行这项练习。关闭你的闹钟，选一个常规的入睡时间，然后就放松地入睡吧，想睡多久都可以。一两天后，你将还清你欠下的睡眠债，并且将会在每天差不多的时间清醒过来。从你入睡到清醒这段时间的平均值，就是你每天所需的睡眠时间。

超级睡眠

作为世界上最会讲故事的人，查尔斯·狄更斯（Charles Dickens）穷其一生都希望在夜晚能得到良好的睡眠。这位伟大的作家尝试了无数种方法，比如，他曾确保自己躺在床垫的正中心并且使床朝向北方。可想而知，这些奇怪的方法没有任何作用，这也使狄更斯连续数小时都不能入睡，不得不经常在深夜里绕着伦敦的街道不停地游荡。

狄更斯不是维多利亚时期唯一一个尝试奇特的方法，试图能在夜间得到良好睡眠的人。在 19 世纪晚期，人们经常将小型磁铁缝入枕头内，试图使睡眠中的大脑冷静下来。更极端的"治疗"方法是，将大量的靠垫放在人们的脚下，或者是让人睡在一艘头重脚轻的"睡眠船"上，船头会不停地摇晃。后一个方法会导致更为可怕的晕船现象。其他的一些方法听起来更令人匪夷所思，例如，1894年版的《英国医学期刊》描述了一个极为古怪的建议："请你用普通的黄肥皂洗头；用它摩擦发根直至满头都是泡沫；随后用一块毛巾包裹住头发，然后睡觉，并在第二天早上清洗头发。请重复两周时间。"

我们只能欣慰地认为这些古怪的伪科学已经作古。然而不幸的是，在互联网上，你将发现有数不清的"科学"方法，教你如何提升睡眠质量。从喝牛奶到洗热水澡，从闻薰衣草到数绵羊，从吃奶酪到做俯卧撑，每一位睡眠导师都会给出自己的最佳建议。但是哪个才真正有用呢？

在之前的研究里，我叙述了自己是如何发现了我称之为超级睡眠者的人群。这些人几乎每晚都能拥有良好的睡眠，并且在清醒后感觉神清气爽。这种充分利用好夜晚的令人艳羡的能力使他们更快乐、成功、多产和健康。为了寻找出色睡眠的秘密，我采访了那些参与到我研究中的超级睡眠者，并将我的发现与几十年来世界各地的睡眠科学家所做的研究工作相结合。结果显示，出色的睡眠可以总结为如下五个方面，每个方面都涉及一些简单的建议和方法。这些方法可以为失眠者所用，那些容易入睡但想要得到更高睡眠质量的人也可以借鉴。

让我们一起看一下这些建议，并找出如何得到完美睡眠的方法[*]。

（1）创建你自己的蝙蝠洞

蝙蝠每天的睡眠时间在 16 小时左右。为了成功获得这一惊人的睡眠时间，它们居住在远离潜在掠食者的安全洞穴内。创建属于你自己的蝙蝠洞是非常重要的。你需要构建一个美丽、舒适、黑暗的地方来帮助自己在夜晚进入睡眠状态。这些听起来感觉是理所当然的，但是法国的哲学家伏尔泰（Voltaire）曾指出，常识并非众所周知，很多人往往固执地在歧路上越走越远。以下是一些指导，它们能帮助你打造完美的睡眠空间。

拥抱黑暗

正如我们在之前所学习到的，当你的眼睛接触到光线，大脑就会减少产生具有睡眠诱导性的褪黑激素。我们很容易就会低估夜晚的光线对我们大脑所产生的巨大影响。研究显示，在夜晚如果眼睛接触一小时中等程度的亮光，那么大脑内褪黑激素的数量将回到白天的水平。因此，客厅和卧室的照明使用是非常关键的，并且请确保在你入睡前不要突然打开卫生间内的任何一盏灯，尤其是很明亮的灯。最后，请确保在你的卧室中尽可能地保持黑暗。一些人会使

---

* 这里旨在介绍一些健康医生会采用的方法。如果你认为你或你的孩子有心理方面的疾病，那么请咨询专业医生。

用深颜色的窗帘，而其他人会买眼罩。无论何种方式，都请确保日光是不受欢迎的客人。

　　虽然任何一种光线都将阻碍你感到困倦，但研究表明色彩偏向光谱蓝端的灯光尤其能使你保持清醒状态。不幸的是，电脑屏幕、平板电脑、宽频电视和 LED 灯都会产生大量的蓝光。你可以采取许多方法来减少在入睡前接触到这些蓝光。

　　·如果你在晚间必须使用手机、平板电脑，请调低光亮，确保眼睛距离设备至少 12 英寸。我建议你使用一款能在夜晚调低屏幕光亮度的 APP（应用程序）软件。

　　·可以佩戴一副琥珀色的眼镜来阻隔蓝光。虽然这样看起来有些奇怪，但研究显示这种眼镜在提升睡眠质量和心情方面非常有效。

　　·如果你想使用小夜灯，请选择暗红色的灯泡——红光不太会抑制褪黑激素的生成，所以能帮助你，让你感到困倦。

静谧的声音

　　当你入睡时，大脑无意识中仍然会聆听外界潜在的具有危险性的声响，比如深夜寻欢作乐者的声响、警报声，甚至是开门声。入睡时男性和女性对不同种类的声音有着特有的敏感度。一项研究表明女性对婴儿的哭闹声、水滴声和喧哗声尤为敏感，而男性则对汽车喇叭声、狂风声和苍蝇嗡鸣声更敏感。荷兰的研究者亨克·米德马（Henk Miedema）和亨克·福斯（Henk Vos）将目光转移到火车、飞机和汽车发出的轰鸣声上。两位亨克先生分析了超过两万名受访者的数据，旨在发现何种类型的交通噪音最有可能打断睡眠。在控制噪音的音量大小后，团队发现飞机的破坏力远大于汽车，而汽车的破坏力又强于火车。但是，如果你的居住地正巧在飞机跑道、火车铁轨或车水马龙的道路边，也别太过担心，解决方法就在眼前：播放惊涛拍岸的声音或者是"白色噪音"（将收音机调到两个广播频率中间听到的噪音）能帮助掩盖这些交通噪音并帮助睡眠。

关闭加热器

确保房间的温度冷热适中是非常重要的。如果睡眠环境太过温暖，那么你很快就会觉得自己好像太热了，而寒冷的屋子将使你整晚都保持清醒。大部分的睡眠科学家建议卧室的温度最好稍稍高于18摄氏度，湿度保持在65%左右。盖上一条正常的被子后，体温将保持在"热中性"温度，这样你将不需要通过颤抖来增加热量或者通过出汗来降温。控制温度可能对于失眠症患者而言尤为重要，因为他们的核心体温相对常人而言会更高一些。最后，请注意足部温度的隐患。血液的流动将热量传递到身体各处，如果你的循环系统不佳，那么你的手足将变得冰冷从而引起失眠。如果你面临这一问题，那么请穿上一双保暖袜后睡觉。正如英国作家威廉·贺恩（William Hone）在1841年写到的那样："永远不要在脚冷或心寒时入睡。"

入睡的安全感

思考一下在你入睡后你的安全感有多少。每当临睡前，深藏于你内心的对于被袭击甚至是被杀害的恐惧，都将对你处于无意识中的大脑造成危害。你可以尝试一些方法来减轻这些忧虑，例如安装高质量的防盗门或防盗窗，也可以安装一个新型烟雾预警器或防盗报警器。

一想到卧室就想入睡

将卧室与睡眠相关联是非常重要的，因此许多睡眠科学家建议只在床上进行睡眠或性爱活动，尽量避免在床上工作、上网或者观看电视节目。你可以考虑将电视、桌子、电脑等物件移出你的卧室，它们无法使你将卧室与睡眠和性爱联系在一起。

（2）白天做什么

睡眠不仅仅与夜晚相关。超级睡眠者经常表示他们白天的许多活动都能帮助自己在夜晚尽快入睡。你可以试着将如下的思想融入你白天的作息中。

小憩不宜过量

如果你夜晚入睡非常困难，这可能只是因为你不够累。会不会是因为你白天的小睡时间过长了？你的生物钟在午后会鼓励你进行一次为时

20 分钟的小憩。如果你小睡的时间比这长，那么就应该考虑缩短它。

运动能提升睡眠质量

研究员们进行了上千次的实验，以探讨人们在白天进行适量运动是否会提高夜晚睡眠的质量。2010 年，斯坦福大学医学院的马修·布曼（Matthew Buman）回顾了这些实验，并总结认为特定种类的身体锻炼确实能更好地促进睡眠。然而，为了能让你在夜晚更容易感到困倦，你每周需要进行至少两个半小时的适度有氧运动，或者是一小时又一刻钟的剧烈运动。研究同时表明在入睡前 6 小时完成这些运动是非常有益的，因为体育锻炼会让你的肌体变热和出汗，所以在你入睡之前需要一段时间让你的肌体降温。最后，如果你不喜欢花时间在健身房运动也没关系，最新的研究证明瑜伽和太极也能助你一夜安眠。

让大脑忙起来

花一天的时间在海边闲逛，可能会使你比往常更容易困倦。许多人将这一现象归因于呼吸"海边空气"的神奇效果。然而，来自拉夫堡大学的睡眠科学家吉姆·霍恩教授认为原因另有其他。在他看来，人们感到困倦不是因为身体上感到疲惫而是精神上的疲乏。根据霍恩的理论，当你去海边游玩时，你的大脑在饱览所有新的景色和声音后变得精疲力竭，正是这一原因使你感到疲倦。为了验证他的理论，霍恩让一组志愿者整日在一个枯燥的大厅里来回走动，而另一组志愿者则出去观光。即使每一组志愿者都消耗了同等的能量，但是那些出去观光的志愿者显得更为疲惫。所以如果你想要睡个好觉，不妨走出屋子，花些时间去逛商场、看风景或参观一个新的博物馆。

知道该何时入睡

这听起来有点愚蠢，但是许多人不能入睡的原因在于他们不累。最快克服失眠的方法就是比往常早起 15 分钟。如果这不起作用，那么试着实施一个残酷却又十分有效的"限制睡眠"的高压政策。头几天，你在白天不要小睡，并在你打算起床的 6 小时前上床睡觉。记录下你夜里睡了多久，如此这般，大约在 5 天后，你将自己的平均睡眠时间除以平均在床上耗费的时间，最后得出你的"睡眠效率"。例如，如果你的平均睡眠时间是 5 小时，但在床上的时间是 6 小时，那么你的睡眠效率就是 0.83。如果你的睡眠效率大于 0.9，那么在之后的 5 天请再提前 15 分钟上床入睡。如果你的睡眠效率低于 0.9，那就延后 15 分钟再上床入睡。如此循环往复，直至你每晚的睡眠时间在 7—8 小时左右，并且睡眠效率维持在 0.9 以上。

睡|眠|正|能|量|的|秘|密
奇怪的同床者
NightSchool

你是否在无尽的黑夜里忍受着同床者的呼噜声、奇形怪状的睡姿、变化无常的入睡时间和整晚的辗转反侧？这些都会妨碍你睡个好觉。美国现在大约有四分之一的夫妻是分床而睡，许多新家都设计成有两个主卧。如果你的同床者整晚都让你无法入睡，那么你可以考虑分床睡了（可能的话在入睡前进行性行为，在早晨相互拥抱依偎），买一张特大号的床，或者是准备离婚手续吧（纯属玩笑）。

（3）就寝之前

上床入睡前的 30 分钟，对你的睡眠质量非常重要。尝试下面的一些方法，机智地利用好这段时间。

不懂沐浴的人，不配拥有好睡眠

在一项研究中，加利福尼亚大学的大卫·邦内尔（David Bunnell）和他的同事们让人们在白天进行不同时长的沐浴，接着检测他们在夜晚的睡眠质量。实验的步骤很简单，每一名志愿者在体内植入了一个直肠温度计，并被要求小心地坐在或站在一个凳子上（我猜测大部分人选择站着）。接下来志愿者们被放进一个巨型的浴池中，浴池中的水温已被加热到非常舒适的 41 摄氏度，志愿者需要浸没在温水中长达 30 分钟。研究团队确保了沐浴在白天的不同时间进行，随后他们监控每名志愿者夜里的睡眠质量究竟如何。在早上和下午进行的沐浴对于睡眠几乎没有任何效果。然而，在夜晚或在临睡前进行的沐浴却显著地提升了睡眠质量。科学家们还未完全弄清临睡前的沐浴如此有效的原因，但是他们中许多人相信这与体温密切相关。研究表明，在入睡前你的体温会轻微地降低。躺在温暖的浴池中能人为地提高你的体温，但是当你从浴池中出来后你的体温会迅速下降，并且给你的身体传递准备要入睡的信号。

所以，如果你想要得到好的睡眠，就进行一个美妙的长时间沐浴吧。请记住使用沐浴液能达到事半功倍的效果，因为泡沫能隔离开水，这使得热度能保持得更久。

尝试着列份忧虑清单

通常人们入睡困难的原因，在于他们在忧虑生活中的某些问题，或者是思考明天早上他们需要做些什么。一支笔和一张纸是否能解决这个问题呢？来自杜克大学医学中心的科伦·卡尼（Collen Carney）招募了一群拥有睡眠问题的志愿者，并随机将他们分为两组。在他们上床入睡前，每组志愿者都被要求写下一份清单，其中包括至少三项他们所忧虑的事情。其中一组志愿者同时被鼓励思考并写下一些力所能及的事情来帮助解决这些问题。接着，每个人被要求对折好自己的清单并将之放在床边的桌子上。那些开始思考如何能解决各自问题的志愿者在上床入睡后显得更为放松。所以，如果你想要得到一夜安眠，那么就把纸笔放在床边，在你入睡前记录下脑中所想的事情和准备如何开始解决这些问题。如果你还是难以入睡，不停地思考第二天自己需要做哪些事情，那么就请用纸笔做一个"将要完成"的清单吧。

小吃的科学性

绝大部分人都知道在入睡前应避免食用大餐或含有咖啡因的食物，

但是他们却没能意识到哪些食物和饮料能促进睡眠。在此，我将为你一一讲解。首先，抵制睡前"酌酒一杯"的诱惑。研究表明，虽然少量的酒精能使你快速入睡，但它同时也会导致一个更加令人困扰的问题——你打呼噜的可能性会大大增加，这会打断或破坏你做梦的各个阶段。其次，研究表明，你可以通过吃少量（热量小于 200 卡路里）的食物来轻松地增加自己获得良好睡眠的机会。如果你真的非常喜欢吃夜宵，你可以食用少量的高碳水化合物，比如少量的饼干、一片吐司、一块松饼、一根香蕉或是一小碗麦片。

薰衣草香

一些研究显示薰衣草的清香能够帮助人们入睡。2008 年，来自布里斯托尔的西英格兰大学的心理学家克里斯·奥尔福德（Chris Alford）将含有薰衣草或无味的杏仁的精油滴在女性失眠症患者的睡衣上，结果发现薰衣草能帮助提升她们的睡眠质量。在一项类似的研究中，其他的研究者们也发现具有薰衣草香的沐浴液、枕头和毯子都能帮助提升婴儿和他们母亲的睡眠质量。你可以尝试一下薰衣草精油或熏香，让你的房间充满睡眠的气味。

（4）如何入睡

超级睡眠者和睡眠科学家们都发明了许多方法来帮助人们治疗失眠。虽然听起来略感奇怪，但这些方法就是，想一些开心的事、打几个哈欠和尽你所能地保持清醒。

数羊到底有没有效用？

　　根据古老的谚语，如果你想入睡，那么就想象无边无际的羊群正逐一跳过栅栏，然后不断地数着跳过栅栏的羊的总数。不幸的是，这个方法从未得到过科学的检验。然而，来自南伊利诺伊斯大学的斯蒂芬·海恩斯（Stephen Haynes）认为它或许确实能帮助人们入睡。海恩斯让失眠症患者和良好睡眠者完成中等难度的心算，结果发现，平时一碰枕头就能睡着的人，需要花比往常更久的时间，而失眠症患者确实能比往常更快入睡。如果你不擅长数字，你可以尝试想一个集合（比如"国家""水果"或"蔬菜"），随后想出属于这一类别的事物。

想一些开心的事

　　这一领域其他的研究显示，可能存在更快乐的方法来帮助人们入睡。在一项实验中，来自加利福尼亚大学的阿莉森·哈维（Allison Harvey）将失眠症患者随机分为三组，并且给每组发出不同的入睡指示。第一组志愿者被要求去想象一个令自己感到快乐和放松的场景，第二组志愿者被告知尽量忘记他们的烦恼和忧虑，而最后一组志愿者没有得到任何的指示。实验的结果非常明显。未得到任何特殊指示的失眠症患者要用一小时才能入睡，而那些试图忘记各自烦恼的患者只用了 40 分钟就能入睡。那些被要求尽量想些开心的事情的患者在大约 20 分钟后就已经入睡。如果你想尝试这一方法，只需在脑海中想象一个神奇梦幻的世界就行。请避免想一些太刺激或激发性欲的场景。你可以规划一个完美的假期，想象如何使用彩票奖金，计划一晚美好的夜生活，或者在梦幻的宇宙飞船中开始一场奇妙的探险。

哈欠的魔力

在我早前撰写的《正能量》一书中，我向大家描述了你的身体行为会如何影响你的心情。例如，微笑使你感觉快乐，皱眉则使你感觉难过，睡眠亦是如此。当你表现出自己好像真的非常想睡时，你真的会变得异常困倦。为了能充分利用好这一神奇的影响，请垂下双眼，张开嘴巴，并且想象自己的手臂和双腿变得越来越重。将自己投入睡床的怀抱，想象自己已经在办公室辛苦劳作了一整天，迫切需要舒缓神经。你甚至可以假装打几个哈欠。总而言之，让你的身体以为现在就是该睡觉的时候了。

心理暗示的作用

格拉斯哥大学的医学研究员尼尔·布鲁姆菲尔德（Niall Broomfield）想要探寻逆反心理是否能帮助人们入睡。布鲁姆菲尔德招募了两组志愿者，并对他们的睡眠进行为期两周的监控。一组志愿者被要求在夜晚尽可能长地保持清醒状态，而另一组志愿者则未收到任何特殊的指示。实验结果显示，那些试图保持清醒的志愿者在入寝时的焦虑感更低，并且能更快地进入睡眠状态。所以如果你想睡觉，那么试着尽量保持清醒吧。但是请牢记你需要依靠大脑的力量。你的双眼可以睁开，或者在特定范围内走动，但是切记不能阅读或看电视。

联想的力量

俄罗斯著名的心理学家伊万·巴甫洛夫（Ivan Pavlov）一生大多致力于探索联想的作用。在他最著名的实验中，巴甫洛夫每次在给狗喂食时会同时摇铃，他最后发现只要发出铃声，狗就会开始流口水。同样的理念也可被用来帮助睡眠。选择一首你喜欢的较为舒缓的音乐，并确保在你入睡时轻声地播放它。不久之后，大脑就会将这段音乐与睡眠相联系，以后单独听这个音乐就能让你条件反射地感到困倦。

（5）如果夜晚突然醒来，你该怎么办

一些人正遭受"睡眠维持性失眠症"，他们会在夜晚醒来并很难再次入睡。如果这种状况发生在你身上，你可以使用如下方法尽快再次入睡。

起床

如果你突然清醒是因为记起第二天需要完成的事情，那么你只需记下你脑中所想并尝试再次入睡。如果你在夜晚清醒的时间超过了 20 分钟，那么绝大多数的睡眠科学家会建议你起床做一些刺激性不强的活动。虽然

许多人会阅读图书或杂志，但是吉姆·霍恩却建议你进行一些好玩的、放松的并且能同时使用到手和头脑的活动。在他所撰写的《睡眠旅行》一书中，霍恩建议人们进行拼图游戏或与艺术有关的活动。无论你最后决定做什么，请避免亮光和电脑屏幕的照射。另外如果你在随后的睡眠中又再次清醒，那么我建议你从被窝中爬出，再做一些能让你分心的事情。

抛开烦恼，学会快乐

毋庸置疑，整晚感觉自己无法入眠已经使许多人变得焦虑不安。这种焦虑会在很大程度上破坏你的睡眠，久而久之形成一个恶性循环。如果你躺在床上开始焦虑的原因是感觉自己无法得到充足的睡眠，那么你可以尝试以下方法。

·请牢记你得到的睡眠很有可能比你预想的要多。研究显示，我们倾向于低估每晚睡眠的时间。例如，在一项研究中，阿莉森·哈维测了失眠症患者每晚的睡眠时间，并将这一结果与他们认为的睡眠时间相比较。失眠症患者坚信自己每晚平均的睡眠时间只有 3 小时，然而事实上他们每晚的睡眠时间几乎接近 7 小时。来自澳大利亚南部的弗林德斯大学的心理学家杰里米·默塞尔（Jeremy Mercer）试图探究这一奇怪现象的原因。在一项研究中，默塞尔邀请了一些失眠症患者来到自己的睡眠实验室，在他们进入快速眼动睡眠时将他们唤醒，并询问他们之前睡着与否。引人注意的是，尽管志愿者其实已经进入了睡眠状态，但是其中仍有许多人认为自己是清醒的。因此，这一研究的发现也向世人提出了一种有趣的可能性，即失眠症患者很有可能在睡眠中梦到自己是清醒的。而其他的研究表明，如果能向失眠症患者展示证明他们在夜晚确实得到了良好睡眠的证据，那么他们对于睡眠的焦虑感会显著下降。

· 即使你不困，但躺在床上放松也是非常有益的。你无须集中注意力让自己入睡，相反，你可以尝试一项简单的放松练习来充分利用入睡前的时间。最有效的方法之一就是你可以先绷紧自己的脚尖大约 10 秒，然后放松它们。随后以相同的步骤，自下而上地活动身体的各个部位，放松你的大腿、胳膊、手、胸、肩膀和头。

· 最后，你要知道自己在夜间的清醒很有可能是源于我们祖先的睡眠模式，这再正常不过啦。

睡|眠|正|能|量|的|秘|密
午夜清醒使你受益
NightSchool Night School

在 20 世纪 90 年代晚期，弗吉尼亚理工大学的历史学家罗杰·埃克奇（Roger Ekirch）研究了人们的夜间行为是如何随着时间的推移而发生变化的。通过阅读历史日记、祷告手册和医学书籍，埃克奇发现了一系列对于"第一次"和"第二次"睡眠的概念的使用。深入研究后，埃克奇发现古时候人们在夜晚不是像木头人一样，一觉睡到天明。相反，他们大约会先睡 4 小时（第一次睡眠），随后会醒来 1 小时左右，之后再次回到床上睡另一个 4 小时（第二次睡眠）。研究同时披露了在这两段睡眠间的时间，往往被用来开展各项活动，包括冥想、阅读、吸烟、祷告、聊天、做爱，有时候甚至会拜访邻里。

许多科学家认为这种看上去奇特的睡眠作息（如今被称为"多段式睡眠"）是对北半球前工业化时期的漫长黑夜的自然应对。为了去探索情况是否属实，来自国家精神健康中心的精神病学家托马斯·韦尔（Thomas Wehr）试图让时间倒流，他让志愿者体验了人为的古代时光，即每天有 10 小时的光照和 14 小时的黑暗。志愿者们不久之后就很自然地回到了多段式的睡眠作息。

其他的研究者认为多段式睡眠可能对大脑有益。因为两次睡眠的间歇期正巧是大脑产生大量"催乳激素"的时段。这一化学物质有多种效果，其中之一就是能帮助人的心情变得快乐，如此就能降低每天的生活压力。所以，如果你的确会在午夜醒来也请别担忧。它可能真的是有益的。

年轻一代的睡眠问题

毫无疑问，有两种人群无法使用超级睡眠的法则：婴儿和孩童。但不用担心，依旧有应对的方法。科学家们想出了一系列的方法专门帮助这两种特殊人群舒适地度过黑夜。以下是 7 个基于实证得出的最佳建议。

就寝流程很重要

多年来，许多育儿专家认为提高儿童睡眠质量最简单且有效的方法之一就是形成一个就寝流程。来自费城儿童医院的约迪·明德尔（Jodi Mindell）的一项研究表明专家的建议是正确的。在米德尔的研究中，一组家长被要求执行一份 30 分钟的就寝安排，其中需要给孩子洗澡，轻柔地为之按摩，给孩子一个拥抱，把孩子放到睡床上并关灯。孩子们在两周时间内就能更快地入睡，夜间起夜的次数也少了，并且早晨起床时的心情也变得更好了。其余的研究建议在这一流程中需要避免一些太刺激的行为（不要看电视、玩游戏、进行高能量消耗的捉迷藏，或者喝含有咖啡因的饮料）。一些看护也发现创建一个能显示各个步骤的"就寝安排表"是非常有效的，设定一个 25 分钟的计时器，如果儿童们能在时间耗尽前完成各个步骤就能得到奖励。

就让他们尽情哭喊

这个方法需要看护们能建立一个就寝流程，将婴儿或儿童放到床上，随后无论他们尖叫和哭喊得有多厉害都忽视他们（方法的倡导者称之为"自我抚慰"）。虽然看起来很残酷，但是研究显示，这个方法经常能快速奏效，并在几个夜晚后就能减少孩子剧烈哭喊的次数。然而，一些实践者和家长怀疑这一方法的可行性，他们认为这太过严苛，并且长时间的哭喊可能会对孩子造成心理或生理的伤害。

从孩子的世界逐步消失

这个方法被认为是"尽情哭喊"方法的改良版。看护们首先陪伴着儿童直至他们开始入睡，随后回到自己的床或卧室。如果小孩清醒后开始哭喊，那么看护就等一段时间再进去，但此时也仅仅是提供少量的关注（不建议过多地说话与抚摸）。几周过后，将婴儿哭泣和看护到达当中的间隔时间不断增长，比如开始是 5 分钟，那么就慢慢再加上 5 分钟。研究再次表明，这个方法也非常有效。

学会撤退后移

当你没有陪伴在孩子身边时，他们的入睡是否变得异常困难？是时候学会撤退了。在这个相对温和的方法中，你首先陪伴在孩子身边直到他们入睡。几天后，你转移到床铺的边缘，再次等他们入睡后再离开。随着时间的推移，你逐渐地远离床铺，可能是坐在附近的椅子上或房间的另一边。你必须要抵制住孩子们发出的任何形式的抗议行为。最终，你的孩子在没有你的陪伴下也能独自安然入睡。

将睡眠调整至合理时间

这一方法分为两部分，是专门为身处蹒跚学步阶段、晚睡晚起的孩子们设计的。首先，看护需要将上床睡觉这一过程变得尽可能有趣，这样孩子就会将入寝与快乐联系在一起。比如可以玩一盘安静的游戏，阅读睡前故事，或者画幅画。当孩子感到困倦时，就开始进行这一步，不管时间有多么晚。第二天，看护在常规时间唤醒他（不是等他在喜欢的时间清醒）。随后，将每晚的就寝时间稍微提前一些，直至孩子能在合理的时间内上床入睡。

记得关上那扇门

你的孩子是否会在夜晚离开屋子四处闲逛？如果是这样，那么他们需要学会与自己独处。这个方法首先需要给孩子们提供某种可以拥抱的物件（比如泰迪熊或毯子），或者让他们在脑海中编写一个有趣的小故事。与此同时立即将四处游荡的孩子带回他们的卧室，并将他们的房门关上 1 分钟。如果孩子再次走出房间闲逛，那么请延长关门的时间，从 1 分钟直至 5 分钟。

早起

你的孩子是否很早就起床？你可以安装一个能定时的夜灯，并告诉孩子，他们只能在灯亮后才能起床。

几百年来人们一直在与失眠作战。其实本不必如此。60 多年来的研究产生了一系列能促进并提升成人、儿童甚至是婴儿的睡眠时间和质量的方法。你所要做的只是去学习超级睡眠者的秘密，从而去享受一生中最舒适的安眠。

你应该和婴儿睡在一张床上吗?

许多母亲想要和自己的小孩儿睡在一张床上,觉得这样更便于抚慰和母乳喂养。但这是个好主意吗?

"婴儿猝死综合征"(SIDS)是指小于 1 岁的婴儿莫名其妙地突然死亡。自从父母们被建议将入睡的婴儿放在自己的背上入睡后,婴儿猝死综合征在美国的发生率已经下降了 50%,但是在美国这仍然是婴儿死亡的第三大原因。

来自伦敦卫生与热带医学院的罗伯特·卡朋特(Robert Carpenter)在分析了接近 1,000 份婴儿猝死综合征死亡记录后,总结出父母应尽量避免与婴儿同床而眠。卡朋特的研究显示,与小于 3 个月大的婴儿同床入睡,将导致婴儿猝死的风险增长 5 倍,即便父母不喝酒、不嗑药或不吸烟。

此外,睡眠不足的看护,似乎在无意间就能不费吹灰之力地将手或胳膊覆盖在婴儿的脸上,或整个人压在婴儿身上。健康专家也敦促看护们避免与小于 6 个月的婴儿同床共眠。如果看护确实想在夜晚能就近照顾孩子,那么建议他们将婴儿放在靠近自己床边的婴儿床或摇床上。

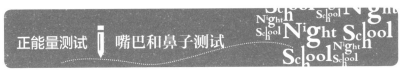

请花一些时间完成这份简单的测试，并记录下结果。

1. 首先，请闭上嘴巴。现在请轻轻地用手指按压在左边的鼻孔处，直至它无法呼吸，嘴巴保持闭合，用你的右鼻孔做深呼吸。现在重复这个测试，但这次请闭合嘴巴和右鼻孔，并用你的左鼻孔做深呼吸。最后，嘴巴保持闭合，用两边的鼻孔做深呼吸。你是否觉得自己的两个鼻孔是堵塞的，并且在这个练习的过程中觉得呼吸很困难？

是 _____ 否 _____

2. 请张开嘴巴试着发出一个打鼾声。现在请闭上嘴巴试着发出同样的声音。你能够在嘴巴闭合时发出相同的打鼾声吗？

是 _____ 否 _____

3. 如果你能在嘴巴闭合时发出打鼾声，请将舌头微微伸出嘴巴并轻轻地用牙齿咬住它。请确保你的嘴唇将舌头的两边都密封住。现在试着再次发出打鼾声。你打鼾的声音是否变轻了？

是 _____ 否 _____

非常感谢。我们将在下一章中讨论你的回答。

睡能
眠量
正

第四章

梦游和夜惊症

我们将与梦游者一同散步，探索你是否能在睡眠中完成一场谋杀，并发现打鼾的致命危害。

在夜晚，绝大多数的人以系统、有序的方式经历睡眠的各个阶段。然而有些人却非常罕见地不遵循这个根深蒂固的睡眠路径，相反，他们来到了一个光怪陆离的秘境。在这里，常规已不再适用，他们可能会遇到自己内心潜藏的魔鬼，甚至可能面对死神。在这一章中，我们将深入睡眠黑暗的一面，探索在夜里究竟会碰上什么。你将发现自己的大脑会变得非常不可思议。我们将探究当你无意识下的大脑突然绑架、操控自己的身体后会发生什么，并且将学习到一些可能会拯救你性命的知识。让我们通过观看一幅赤裸的园艺工作图来开始我们的新课。

巨大的不安

2005 年 3 月，丽贝卡·阿姆斯特朗（Rebekah Armstrong）被来自自家花园里古怪的噪声给惊醒了。当丽贝卡发现自己的丈夫伊恩（Ian）不在床上后，她决定下楼看看究竟发生了什么。她在外面四处寻找后发现自己的丈夫正全身赤裸地站立在花园的中央。更令人吃惊的是，伊恩正非常忙碌地用电动割草机修剪草坪，很显然他已经修剪了一段时间，因为几乎整片草坪都被修剪完毕了。可最值得注意的是，他此刻还睡得正香。以前伊恩在入睡后也出现过几次外出散步的情况，但这是他第一次在夜间赤裸地进行园艺工作。丽贝卡不愿意打搅她那处于半梦游状态下的丈夫，所以她就拔下了割草机的插头并回到了床上。不一会儿，伊恩梦游着走回卧室躺回自己妻子身边。当丽贝卡唤醒伊恩并向他解释发生了何事时，伊恩起初不愿相信她，然而当他看见自己的脚掌沾满了泥土、草坪都被重新修整后才不得不改变想法。

伊恩远不是唯一一个在夜间到野外散步的人。2005 年 6 月，警察和消防员被呼叫前往位于伦敦西南处的一个建筑工地，因为有路人看到一个年轻的女孩正躺在 130 英尺高的起重机上。一名消防员小心地爬到脚手架上，他惊讶地发现这个 15 岁的女孩在一个巨大的混凝土支架顶端睡得正香。视力极佳的消防员注意到在女孩的口袋里有部手机，所以便悄悄地爬行到女孩身边，小心地拿出电话并拨打给其父母。最后女孩在自己母亲的帮助下被唤醒，最终乘坐升降梯重新回到地面。随后的询问揭示出原来这个女孩居住在建筑工地附近，她在睡着的情况下成功地攀爬上了起重机，并沿着狭窄的支架向前行走。

其他的梦游者也有类似对于自身安全极度漠视的现象。2004 年 8 月，贝辛斯托克的警察在闹事街边发现了一辆损毁的废弃车辆。这辆车看上去是由于失控而撞上路灯后深陷灌木丛的。司机逃逸了，但是警察根据线索追踪到了附近的一家酒吧。当他们来到酒吧后不久就找到了车主，他的 T 恤上血迹斑斑，脸部也有多处刮伤。该男子被逮捕后进行了呼吸测试，结果表明他的酒精含量是法定值的 3 倍。当警方询问该男子时，他说自己对事故没有任何记忆，并坚持认为碰撞发生在自己梦游的时候。多次医学测试的结果和家族的梦游史让法庭确信该男子没有撒谎，并最终判其无罪。

一些梦游症患者比起在夜里喝酒来更喜欢进食。例如，现年55岁的前 Fife 餐馆主厨罗伯特·伍德（Robert Wood）先生。伍德经常会梦游到厨房，无意识地偷吃煎蛋卷、炒菜，甚至是意大利肉酱面。类似这种"边吃边睡"的现象在梦游症患者中非常普遍，而这也使他们难以理解自己的体重为何会神秘地上升。

另外，还有一种"梦中做爱"的奇特现象，该类梦游症患者会自慰、抚摸他人，甚至是进行一场完整的性爱活动。在最近的一项报道中，一位澳大利亚的中年妇女经常外出与陌生人发生性关系。像许多梦游者一样，该女性声称自己对这些事毫无印象，只是当她看见满屋子散乱的内衣后，才意识到问题的严重性。

同样有趣的是"梦中作画"的现象，即患者在清醒时展现出的艺术能力极其一般，然而在睡眠时却往往能创作出惊人的画作。去年，来自伦敦的李·哈德文（Lee Hadwin）上了新闻头条，报道中他声称自己经历了这一罕见的情况。媒体更是突发奇想地称其为"文森特·梵·懒惰"和"憩加索"。他在夜晚创作的画作包括玛丽莲·梦露的肖像和一系列以圆形为基础的抽象图。根据一份报纸披露，哈德文的一些作品被人以高达 6 位数的金额购买收藏。

梦游现象同样也与时俱进。例如，2009 年学术期刊《睡眠医疗》上刊载了第一例"睡眠邮件"（被称为"zzz- 邮件"）。西班牙的一位 44 岁的女士从床上爬起，走到隔壁房间，打开电脑，登录邮箱后写了封邮件邀请一位朋友共进晚餐。（"明天来吧，顺便整理下这个地狱般的房间。晚餐和饮料在 4 点开始，只需带一些酒和鱼子酱来即可。"）该女士直到朋友第二天回复邮件后才意识到自己晚上发生了梦游。

这些极端的梦游例子相对还是比较少见的。然而，研究显示很大一部分人睡觉时会习惯性地做出一些简单的行为，包括在床上坐起、开始梳妆打扮或者在卧室里徘徊。事实上，最近一项调查显示，4% 的美国成年人（800 多万）在过去的一年间至少经历过一次梦游现象。这些梦游行为经常在人们入睡几小时后发生，并且这一问题在年轻人中尤为普遍，15% 的儿童有过类似夜间徘徊闲逛的经历。

当有些人每晚都在梦游时，有些人也在不断地说梦话。

一直在絮叨，从未有行动

来自纽约城市大学的睡眠科学家阿瑟·阿金（Arthur Arkin）一生都致力于聆听人们睡眠时说出的话语。他那本 640 页的《梦话：心理学和心理生理学》被广泛地看作是对夜间睡眠的指导书。多年来，阿金在实验室里认真仔细地监控说梦话者。他的观察也粉碎了许多流传甚广的谣言。

许多人认为梦话只是一些偶尔的呢喃或急促不清的字词，但是阿金发现，许多说梦话者每次都会兴高采烈地说上几分钟。事实也确实如此。在 20 世纪 60 年代，美国作曲家同时也是多产的梦话制造者戴恩·麦格雷戈（Dion McGregor）决定将自己夜间的梦话记录下来，并将它们制作成专辑。他与迪卡唱片公司合作发行了《戴恩·麦格雷戈的梦幻世界》（他在睡梦中的话语）。这张超现实主义的专辑记录了麦格雷戈在无意识下含糊说的一些非常奇怪的独白，其中包括描述一个以淀粉为主的节食单，一个满是小鸡和微型坟墓的小人城和一场古怪的晚宴（其中所有的巧克力饼干都被下了毒）。不出所料，专辑的销量十分惨淡，且未被再版过。不过另一方面，麦格雷戈漫无头绪的梦话却吸引了小部分极为忠诚的追随者，而且他的这张专辑现已成为炙手可热的收藏品。

与此同时，梦话是否能作为人内心思想和感觉的真实反映，也成为研究者心中棘手的问题。你可能听说过做梦的人从不说谎，但是说梦话者是否会毫无保留地坦承那些在清醒时从未袒露过的秘密呢？真相不得而知。多年来许多关于说梦话者的趣闻报道让真相慢慢浮出了水面，其中就包括坦白自己犯有严重罪行和不正当性行为的例子。然而，在监控数百位研究对象长达数年后，阿金只遇到了两例说梦话者不小心说漏嘴的现象。其中一例是一位年轻的男性，他在梦中呢喃"我是不是同性恋"。当第二天被问及这一情况时，该男子则羞于回答。第二个例子中，一位男子在梦话中提及"CPW"。那时，阿金天真地以为它们代表"Central Park West"（中央公园）。然而当第二天阿金提起这件事时，该男子顿时满面通红地坦白说这些首字母指的是"cosmic pussy whip"（大力鞭打女性阴部），这是他一位"亲密朋友"的凶悍妻子的口头禅。

最后，阿金的研究显示，与睡眠正酣者进行对话是存在可能性的。经过多年的反复摸索，阿金发现最佳的对话时机是等你的朋友或伴侣入睡并发出一些呢喃之后。这些呢喃是你进入对话、询问一些只需简单回答"是"或"否"问题的重要契机，比如你可以问"你的名字是埃里克吗"或者"你是出生在伦敦吗"。当你能成功得到对方的一些反馈时，你就可以接着问一些比较有趣并需要更长回复的问题，比如，一些诸如"你认为谁最漂亮"或者"你的密码是什么"的问题。在和许多身处无意识状态下的志愿者聊天后，阿金总结认为他们倾向于闪烁其词，小心谨慎。其中有名志愿者在对话最后突然说"自己正在睡觉"。无论是梦游还是说梦话，身处无意识中的大脑似乎控制着人的身体。大多数情况下造成的结果也是无害的，最糟糕的不过是清晨引发些许笑点。然而，一种更为凶险的夜间现象却能掀起腥风血雨。像梦游和说梦话一样，经历此现象的人们对于他们的行为一无所知，但他们的行为却能造成恐怖的悲剧性结果。

午夜惊魂

2008年7月15日晚上10点，一对退休的夫妇布赖恩（Brian）和克里斯蒂娜·托马斯（Christine Thomas）驾驶着野营车进入威尔士海边的一个村庄里。夫妇俩在村庄附近的停车场找到了停车位，之后他们打开车灯爬进被窝里准备入睡。然而正当他们要睡着时，布赖恩和克里斯蒂娜被一群青少年转动车轮的声响给打扰了。对这些噪声感到恼怒的布赖恩，起床后将车开到了附近的停车场并试图再次进入梦乡。

午夜之时，布赖恩认为自己好像又听到其中一位少年闯入了自己的野营车。他挥拳打了过去，在接踵而来的打斗中他感觉自己把入侵者打死了。直到这时布赖恩才清醒过来，发现自己刚刚经历了一段令人恐慌的时期，睡眠中的大脑坚定地认为自己正身处危险之中。然而事实上根本没有年轻的入侵者，相反，布赖恩将自己的妻子杀害了。

布赖恩在受审前的 10 个月内，不断地接受许多睡眠科学家的检查鉴定。负责这项工作的是克里斯·伊济科夫斯基教授，正是他当初激起我对睡眠科学的兴趣。克里斯和他的团队在监狱里监测布赖恩数晚，并完成了一份检验报告，该报告将对最终判决布赖恩是否有罪起到关键作用。

克里斯在监狱中的调查发现，布赖恩过往经常在假期前经历类似的夜间忧虑。事实上，这些经历极大地扰乱了他的睡眠，以至于布赖恩夫妇在家里经常分屋而眠。医生史蒂维·威廉姆斯（Stevie Williams）通过脑电图机来监测布赖恩，他整晚就坐在牢房外观测着数据。放置在布赖恩床边的摄像机也使克里斯能清楚地看见在另一间牢房里发生的一切。

午夜时分，克里斯发现布赖恩突然坐起来并开始四处张望。此时脑电图机的数据显示他尚处于睡眠状态。在观察了数次类似的状况后，克里斯总结认为布赖恩很有可能数年来都遭受着这些睡眠扰乱而未得到任何正规的治疗。这项证据结合许多积极的性格陈述，使布赖恩成为英国有史以来第一位因睡眠混乱症而被判无罪的谋杀者。布赖恩虽无意识却极端致命的行为，很有可能是他经历了一种被称为"夜惊症"这一极其古怪的症状所导致的后果。

几乎每一个人都会做噩梦。然而，夜惊症与之极为不同，大约只有6%的儿童和2%的成年人会有此经历。在特定阶段，人们认为自己身处危险之中，并会本能地对之进行反抗。这些假想的威胁因人而异，但是经常以巨大的蜘蛛、不受欢迎的入侵者、一群恶狗或万能的超自然物的形象出现。即使人们正处于睡眠状态，他们也会突然坐起、睁开双眼、尖叫或挥舞双臂。好在只有极少数夜惊症的发生会导致生命的陨灭。夜惊症一般于夜间开始后的几小时内发生，每段持续几分钟，并且通常由患者再次回床入睡的行为而告终。在这些令人胆战心惊的时刻，人们的心跳经常会加快到每分钟160次以上，这几乎是身体所能承受的极限了。正如我在序言部分所讲，我经历过一段时间的夜惊现象，我发誓它一点都不有趣。

梦游、说梦话和夜惊现象都是"睡眠异常"的一种表现。研究者长期以来试图应对这一奇怪的现象，他们的研究对于数百万入睡时身体会清醒的人而言也是极有价值的。

探索异常睡眠

1815 年正在爱丁堡大学攻读医学学位的约翰·威廉·波利多里（John William Polidori）发表了《关于一种名为梦游症疾病的医学论文》，在这篇夺人眼球的论文中，年仅19岁的波利多里认为梦游是一种催眠状态，可以通过敲击、冷水浴和电击疗法来治愈。尽管论文未得到医学界的重视，但是波利多里的研究对于现代文学却有着重大的影响。作为著名诗人拜伦的个人医师，波利多里也是精选作家小组的成员之一，拜伦向他们发起挑战，比赛每人创作一篇鬼故事。由于深深地着迷于黑夜和梦游，波利多里创作了第一本用英语完成的吸血鬼故事——《吸血鬼》。这一新颖的题材迅速吸引了大众的关注，也使得波利多里被认为是吸血鬼类幻想小说的鼻祖。

在 19 世纪 30 年代晚期，化学家兼石蜡的发明者卡尔·路德维希·冯·赖兴巴赫（Carl Ludwig von Reichenbach）同样对梦游现象产生了浓厚的兴趣。在仔细采访了数位梦游者后，冯·赖兴巴赫总结道，这一奇怪的现象是由月亮的位置变化所导致的，它反映了一种名为"自然力"的全能力量的存在。讽刺的是，冯·赖兴巴赫的理论并未在学术界掀起一丝波澜，而他极为推崇的自然力如今早已被锁在标签为"无用"的文件桌内。

---

*　论文的英文题目为Inaugural Medical Dissertation Concerning A Disease Called Sleep-walking。

紧随其后试图解开睡眠异常现象神秘面纱的人是闻名世界的精神病学家西格蒙德·弗洛伊德（Sigmund Freud）。1907 年弗洛伊德向维也纳精神分析学会做了演讲，并发表了自己关于梦游的新理论。根据心理分析主义之父弗洛伊德的观点，梦游者有着根深蒂固的焦虑感，他们迫切地希望自己能回到儿童时期令自己感到安全舒适的地方。多年来，支持弗洛伊德的研究者并未能提出任何足以令人信服的证据来支持这一略显奇怪的理论，这也使得全球范围内的睡眠科学家开始抵制这一基于荒唐猜测的理论。

值得庆幸的是，现代研究者们通过艰辛的研究，正逐步形成对于梦游现象更为科学的理解。

一些研究工作表明梦游是有浓重的遗传色彩的，大约 30% 的梦游者的梦境中会有亲人出现。这种遗传关联也会导致在夜间许多梦游者在相同的屋子里徘徊，比如法国的一个梦游家庭清醒的时候发现所有成员都围坐在餐桌前。

其余的研究工作也探索了当人们梦游或经历夜惊现象时大脑究竟发生了什么。研究者在监控了志愿者整晚的大脑活动后，发现梦游者并不是在演绎自己的梦境，而夜惊也与噩梦不同。第一章的内容让我们明白美梦和噩梦倾向于在快速眼动期发生。与之相反，梦游、说梦话和夜惊现象大多发生在深层睡眠（睡眠第三和第四阶段）。

尽管这些现象的谜题还未被完全解开，但是许多睡眠科学家相信梦游和夜惊现象是大脑努力从深层睡眠转向清醒阶段的产物。我们已经知道在一个睡眠周期中我们从睡眠第一、第二阶段（浅层睡眠）转向睡眠第三、第四阶段（深层睡眠），然后再回到睡眠第二阶段，最后再经历快速眼动期。完成这一周期大约需要 90 分钟，且在整晚时间里周期不断循环往复。当你从浅层睡眠阶段转向快速眼动期时，你通常会经历微清醒阶段。这段清醒的时间只持续 10 秒左右，随后你又立即再次入睡。由于微清醒阶段是如此短暂，以至于你通常对此毫无感觉。

许多睡眠科学家相信，梦游、说梦话和夜惊现象是大脑从深层睡眠转向微清醒状态下的产物。因此到最后你往往处于一种奇特的僵尸状态，你处于既不完全清醒又不绝对沉睡的状态。虽然大脑的一部分陷入深层睡眠并且几乎丧失意识，但是大脑的另一部分仍然在正常运转，这使你能自主地做出一些相对简单的行为。正如一位睡眠专家所指出的，梦游者似乎在体验"第三类"意识，它就如同你下班后沿着无比熟悉的道路驾车回家，但之后又意识到自己对此毫无印象。

这些重要的发现解释了梦游和夜惊现象区别于做梦和做噩梦的原因。接下来我们可以来关注身体移动的问题。当你在做梦时，身体几乎是麻痹的，因此你不会做出梦境中的动作而伤害自己。然而身处梦游或夜惊状态下，你可以四处走动挥舞双臂。另外当研究者唤醒做梦者和梦游者，并要求他们描述之前在脑海中出现了何种场景时，研究者得到了截然不同的两类回答。不出所料，那些处于快速眼动期的做梦者能够描述出一个复杂翔实的梦境，但是梦游者给出的描述往往只是一些基本的片段性的想法，它们不在快速眼动期内发生，并且仅仅是一些简单的情节，诸如"必须将我的狗带出去"或"我的房子着火了"。此外，梦游和夜惊现象通常在人上床入睡后几小时内发生，因为夜晚的前部分是由深层睡眠主导，但是绝大多数的做梦现象发生在清晨，因为睡眠的后期会有较多的快速眼动期出现。最后，儿童比成年人更容易经历梦游和夜惊现象，这是因为儿童在夜晚深层睡眠的时间更长。

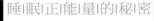

睡|眠|正|能|量|的|秘|密

梦境障碍

NightSchool

不是所有的异常睡眠都发生在快速眼动期之外。事实上，当你做梦时可能会出现两种梦境障碍。

第一种是"睡眠瘫痪症"，一些人应该体验过这种令人感到不快的现象。例如，醒来后感觉一股巨大的力量压在胸口，仿佛有恶灵的存在，或是在黑暗中看到奇怪的人。这些奇特的感知通常被认为是恶魔、鬼魂或外星人在作祟。事实上，这些都是科学现象。当你做梦时，大脑会产生许多奇特的图像，而脑干几乎会阻止所有的身体移动，但是你偶尔也会从混乱的梦境中醒来，此时大脑虽然开始拥有意识但仍然会处在麻痹状态，同时也会回想与梦境相关的奇怪图像。这种可怕的结合使你感觉自己好像被按在床上，与此同时可能还会看到某种恐怖的超自然物体。

当你试图弄明白这一切时，你只能说服自己是被一股邪恶的力量给按在了床上。而这种现象通过一个简单的方法就可以克服。如果你真的在经历睡眠瘫痪症，那么试着摆动一根手指或脚趾，又或者眨下眼睛。即使是最小幅度的移动，也能帮助大脑摆脱麻痹状态并使你重回现实。

第二种处在快速眼动期内的异常睡眠是"快速眼动期睡眠行为障碍"，它在很多方面都与睡眠瘫痪症截然相反。不同于在你有意识的情况下全身处于麻痹状态，患有此类障碍的人在做梦时会四处移动。在这段时间内，人们会做出梦中的行为，往往会踢人、尖叫、挥拳，甚至是从床上跳下。每 200 人中就有 1 人患有此种病症，而大部分的患者一般为 50 岁以上的男性。患者在这一阶段表现出的攻击性行为与清醒时的举止毫无因果关系，许多人在白天显得非常友善，而当夜晚经历此类睡眠障碍时才会表现得极具攻击性。这类异常睡眠可以通过许多药物来治疗，患者也通常被建议将潜在的危险物品移出卧室并在地板上铺上气垫。它的发生可能源于脑干中控制移动的神经失常所致，大约有三分之一患有该类障碍的老年人会在 3 年内发展为帕金森综合征。

其他关于大脑的研究工作探索了在日常生活中非暴力人群进入异常睡眠后变得暴力的原因所在。2000 年，来自瑞士大学医院的神经病学家克劳迪奥·巴塞蒂（Claudio Bassetti）准备在梦游者进行晚间行动时研究他们的大脑。巴塞蒂邀请了有梦游经历的 16 岁男孩进入实验室，并整晚都监控着他的大脑活动。男孩每周大概会进行数次梦游，这让研究者觉得自己能够好好把握一次机会对其进行观察研究。不出所料，第二天晚上男孩突然站起，睁开双眼，四处走动并不时咕哝着模糊的话语。监控的数据显示，男孩大脑前端神经在整个过程中完全失效，而这部分脑神经对于自我行为控制起着关键的作用。因此这也解释了为何那些经历异常睡眠的患者可能表现出与性格截然相反的攻击性和暴力性。

许多关于梦游和夜惊现象的研究，都能对那些夜间遭遇不必要侵扰现象的人起到帮助作用。研究员探索了许多引发梦游和夜惊现象的因素，其中包括疲劳、高温和压力。

例如，来自蒙特利尔大学的马蒂厄·皮隆（Mathieu Pilon）进行了一项研究，他观察了睡眠不足和睡眠受扰后会产生的影响。皮隆安排了一群有梦游史的志愿者来到他的实验室。研究者在实验前确保了志愿者要么在前一天得到了充足睡眠，要么在先前的 24 小时内保持清醒状态。皮隆和他的团队等到志愿者都进入深层睡眠后，试图通过蜂鸣器来打扰他们的睡眠。得到充足睡眠的志愿者中有 30% 的人被惊醒，而睡眠不足的志愿者被惊醒的比例达到了惊人的 100%。这项研究表明，睡眠不足和夜间干扰会增加梦游和夜惊现象的发生概率，并且再次强调了患者需要得到足够的睡眠，睡眠的地方应尤为安静和昏暗。另外，如果夜晚会受同床者睡眠行为的影响，那么人们应换一个更大些的床。这类研究对于理解异常睡眠起到了至关重要的作用，但是研究本身也需要承担一定的风险。在一个类似的研究中，研究者在成功诱发夜惊现象时受到了一些患者的人身攻击。

其他的研究也表明，许多形式的异常睡眠是由过高的温度所引起的，所以那些希望避免梦游或遇到魔鬼的人，应该拒绝使用任何加热设备和尽量避免使用厚棉被或毯子。此外就是压力问题。在莎士比亚最著名的悲剧中，麦克白夫人的梦游就是由于对于身边数人（包括国王邓肯和麦克德夫女士）的死亡而产生的负罪感。最新的研究证实了这一观点，认为梦游确实与抑郁和焦虑相关。两者的关系非常紧密，抑郁症患者在夜间四处徘徊的可能性是常人的 3 倍。如果你在夜里真的感到焦虑或心情低落，不妨在入睡前尝试进行一些简单的放松运动，或听一些安静的音乐。如果你的症状仍无改善或愈加严重，请寻求专业医生的帮助。

睡I眠I正I能I量I的I秘I密

如何使儿童不再发生梦游和夜惊现象

许多儿童会发生梦游和夜惊现象。如果你的孩子也遭受了这些问题的困扰，下面就将为你提供些解决方法 *。

首先，你需要花几周时间记录下每次梦游或夜惊发生的时间。大多数儿童倾向于在每晚相同的时间发生此类状况。研究者认为这些阶段在 90 分钟的睡眠周期中大约占 20 分钟。

* 这些建议的给出旨在介绍一些健康医生会采用的方法。如果你认为你或你的孩子有睡眠相关的问题，那么请咨询专业医生。

其次，当大致确定开始的时间后，请在梦游或夜惊现象发生前 20 分钟唤醒自己的孩子，这时往往是睡眠周期刚开始的阶段，这样就会相对更容易操作，不会使其感到不安。叫醒孩子后，让他们喝口水，然后你可以试着给他们读睡前故事以帮助他们再次入睡。研究表明，连续 10 天进行这些环节后能降低三分之二夜惊现象的发生。

令人遗憾的是，人们常认为梦游者无法伤害自己的观点其实是不正确的。事实上，梦游者通常会对自身造成一些伤害，部分原因在于他们往往感知不到痛苦，或者无法对明显的危险信号做出应有的回应。例如，德国一名 17 岁的梦游者从四层楼高的窗户跌落到下面的水泥地，尽管已经摔伤了胳膊，但是他依旧酣眠不醒。梦游者通常会对很多事情掉以轻心。另一名从敞开着的窗户跌落的梦游者几乎摔断了胳膊。还有一名梦游者摔到了头部，好几个月处于昏迷状态。梦游的危害远远不止从高处跌落这一风险。一名梦游者曾被人看见用自己血肉模糊的手猛击砖块。据目击者称，他们的脸上往往带着坚定的笑容，仿佛对自己血流不止的伤口毫无感觉。在极端的例子中，梦游甚至能置人于死地。几年前，一位来自威斯康星州的电工在梦游时走出了房屋，全身仅穿着一件内衣和羊毛衫。然而不幸的是当时室外的温度是零下 27 摄氏度，异常寒冷的天气导致其最终的死亡。如果你或者同住的人是梦游症患者，请将刀、枪和易碎品收好锁起。同时，可以考虑将窗户锁好。如果你住在宾馆里，那么请选择低层的房间吧。

最后，来自费城杰弗逊医学院的马克·普雷斯曼（Mark Pressman）

回答了一个老生常谈的问题，即唤醒一名梦游者或让其躺下这一行为是否安全。普雷斯曼调查了 30 例在睡眠期间表现非常暴力的梦游症患者，研究他们是否被其他人唤醒过。结果显示唤醒一名梦游者是个非常糟糕的主意。普雷斯曼描述过一个例子，一位值夜班的管理员在办公室睡着了。大约 30 分钟过后，另一名员工来到办公室并试图唤醒他。最后，处于混沌状态的管理员拿出手枪将同事射杀。在另一个例子中，一名梦游者抓起手边的小刀杀害了试图将他唤醒的人。如果你真的遇到梦游者，不要突然将其唤醒或触摸他们。相反，你可以轻轻地重复对方的名字或者说些安慰性的话语（"一切正常""你是安全的"）。

梦游、说梦话和夜惊现象非常奇特。然而，这些还不是人们在夜晚遇到的唯一不同寻常的现象。事实上，全世界上百万人每晚都会碰到一个更加致命的问题。它不同于异常睡眠，不是因为你失去意识的大脑绑架了身体而造成的。相反，它的产生源自一个看似非常无辜朴实的器官，那就是你的喉咙。

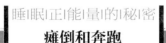

瘫倒和奔跑

令人吃惊的是，很大一部分人正遭受着两种奇怪异常的与睡眠相关的障碍："发作性睡病"和"多动腿综合征"。

发作性睡病（又称嗜睡症）的英文是 narcolepsy，它源自希腊词根

"narke"（麻木的）和"lepsis"（攻击）。患者往往在没有任何信号下就突然入睡，其中大约四分之三的人会突然感觉肌肉无力，致使他们的下颌张开、脑袋垂落，甚至双腿发软。这些突发的攻击在一天里能发生好几次，每次持续的时间从几分钟到 1 小时不等。嗜睡症患者通常在清醒后感觉神清气爽，但是很快他们又会感到困倦。

这种奇特的现象是由于患者未经其余睡眠阶段而直接进入快速眼动期造成的，这使得他们突然就感到很疲惫，并体验到做梦时那种全身麻痹的状态。每 2,000 人中大约有 1 人会患有嗜睡症，许多患者对自己的症状感到很难堪。医生们建议患有该症状的人避免酗酒和暴饮暴食，每天勤于锻炼。令人遗憾的是，目前尚无治愈此病的方法，但是许多药物能帮助控制病情。

同样，多动腿综合征（简称"RLS"）也非常古怪。多动腿综合征患者通常躺在床上后有强烈的冲动去移动自己的双腿，并且整晚会感觉双腿刺痛或奇痒难耐。他们往往不得不下床走动直至痛苦得以缓解，然而当他们再次躺下，那种痛苦又会再次出现。10% 的人群会患有多动腿综合征，这种症状通常会在家族中遗传，该疾病可能是由大脑中"多巴胺"物质的失衡所导致的。好消息是这类症状可以通过采用固定的睡眠作息，白天进行适度的体育锻炼（过量的锻炼会加重病情），减少咖啡和酒精的摄入，两腿间夹着靠垫睡觉，以及入睡前进行拉伸锻炼等方法得以缓解。此外，许多药物治疗也被证明非常有效。

温蒂尼的诅咒

你坐好了吗？请允许我给你讲一个德国的民间传说。曾经有一位非常美丽的水神名叫温蒂尼。同所有的神一样，温蒂尼能长生不老，但如果她怀有凡人的孩子后就会失去永恒的生命。有一天，温蒂尼外出散步时遇见了一位名为劳伦斯的骑士。两人一见钟情，不久之后就私订终身。之后的几年内一切看似顺利美满，两人搬到城里的一座城堡内居住，并最终孕育了他们的第一个孩子。然而根据神的戒律，温蒂尼在生育后开始逐渐衰老，不久她就发现劳伦斯渐渐对她失去了兴趣。

一天午后，当温蒂尼走向城堡附近的马厩时听到了丈夫熟悉的打鼾声。好奇的她走进马厩，却发现自己的丈夫躺在另一个女子的臂弯里。温蒂尼踢醒了劳伦斯，她一边将具有魔法的手指指向劳伦斯，一边诅咒着。她告诉背叛自己感情的丈夫，从今以后如果他能一直保持清醒就还能呼吸，而只要他一睡着，呼吸就将被夺走。德国的民间传说专家无法知晓这一故事的结局，但有人却认为如果温蒂尼有微博，她一定会将婚姻状态改为"单身"。

"温蒂尼的诅咒"这个故事可能听起来过于玄幻，但是对于全世界上百万的人而言，它却折射了一个可怕的现实。为了能充分理解这一状况，让我们先来探索打鼾的科学原理。

电脑工程师会用"杂牌机"来形容一种虽有效果但远非完美的粗暴

的解决方法。你的喉咙就是一种进化后的杂牌机，因为它需要具备许多不同的功能，比如说话、呼吸和进食。不幸的是，许多功能之间并不兼容。呼吸时你需要一个非常笔直的气管，说话时你又需要非常灵活的舌头和上气道，以产生不同的声音。扮演着杂牌机功能的喉咙不时地在转变使用方式，而这也能导致其在夜间产生问题。

当你入睡后，你的喉咙部位的肌肉得以放松，并使你的呼吸道变窄。如果这一部分变得太过狭窄，那么气流就从原先的平缓变得躁动，从而引发喉咙两端开始振动。当这些振动变得很明显时，就会产生一种粗暴的声音，科学家称之为"打鼾声"。呼吸道越窄，打鼾声就越响。大约 40% 的人会打鼾，其中男性更容易整晚处在打鼾状态。虽然打鼾本质上不能被认为是一个问题，但是它能扰乱人们白天的注意力。在一项研究中，研究者追踪了一群见习医生，探索了打鼾与他们最后实习能否达标之间的关系。结果非常明显，42% 的打鼾者实习未达标，而不打鼾者的实习结果明显更好，只有 13% 的人没能通过考试。这些夜间的噪音同样能导致人际关系的紧张。在英国，打鼾如今已经成为导致婚姻破裂的第三大杀手。另外，如果呼吸道的阻塞非常严重，那么喉部四周会互相挤压，最后可能会关闭。血液中的氧气含量因此而迅速下降，人就会出现"窒息"现象。这一后果非常严重，研究表明，遭受这一现象的人体内的低氧情况就如同登上珠穆朗玛峰顶一样。在极端的例子中，人们大约会出现缺氧长达 50 秒的时长。在这种情况下，人的大脑和身体因为得不到氧气就会进入恐慌状态，脑袋不会特别清醒，在这一阶段人们只能通过喘气得以呼吸。好消息是喘气通常都能成功地使人恢复氧气的摄入。坏消息是这种致命的循环不久就会再次发生，而且每小时可能会重复 5—30 次。

　　睡眠呼吸暂停是一个非常严重的问题。如果不治疗，它会增加患高血压、心脏病、中风、肥胖、2 型糖尿病和癌症的风险。睡眠呼吸暂停对行车安全也有巨大的影响。在一项研究中，西班牙的研究者发现患有睡眠呼吸暂停症的患者比常人卷入交通事故的概率高出了 6 倍。最令人感到震惊的是，那些患有睡眠呼吸暂停症的患者很少意识到自己得病的事实。他们在白天可能会感到疲惫不堪，但是却浑然不知为何会如此，并习惯于长期处于低能量的生活状态。因此意识到这一夜间恐怖现象的真实症状是非常重要的。

　　首先，人们认为每一个打鼾的人都会经历窒息现象这一观点是错误的。事实上，甚至是打鼾很严重也不意味着此人一定患有该症状。睡眠呼吸暂停更多地取决于人们的打鼾或呼吸是否被窒息或喘气持续打断。事实上，最令人担忧的标志是打鼾声停止。此外，患有睡眠呼吸暂停症的人容易在工作或开车时睡着，性格易怒、焦虑、健忘，白天容易头痛且性欲明显下降。

　　显然，不是每一个符合以上某些现象的人都患有睡眠呼吸暂停症，但是患有该症状的人往往都有以上的表现。大约 25% 的美国人患有睡眠呼吸暂停症，5% 的人群情况比较严重（呼吸停止长达 10 秒，每小时至少发生 5 次）。令人吃惊的是，绝大多数的病情都未得到确诊。男性患有睡眠呼吸暂停症的概率几乎是女性的两倍，并随着年龄的增长而增加（超过 65 岁的成年人大约 10% 患有此症状）。

良好的振动

好消息是如果你真的打鼾，目前已有许多经过测试验证的方法，可以帮助你重新安静地睡眠。许多方法同时也能用来应对睡眠呼吸暂停现象（当然如果你认为自己可能患有睡眠呼吸暂停症，那么你应该及时寻求专业医生的帮助）。

首先，确定你属于哪一类打鼾者是非常有必要的。在这一章之前我邀请你完成了 3 道简单的问题。其结果将帮助我们发现问题究竟出在你的鼻子、嘴巴还是舌头上。如果第一个问题你的回答为"是"，那么你有鼻塞的问题。如果只有一边的鼻孔有些堵塞，那么这可能与鼻部结构异常相关，比如鼻中隔弯曲或鼻息肉的存在。你可能会发现使用鼻贴能帮助鼻孔互相分开，使得你在入睡后它们间的距离不会变得狭窄。如果你左右鼻孔都处于堵塞状态且你并没有感冒，那么你可能是患有某种过敏。如果你的鼻子只在晚间会堵塞，那么你可能是对一些黏附在枕头和床垫上的尘螨过敏。如果情况果真如此，建议你定期用至少 60 摄氏度的热水清洗你的床上用品，避免将旧毯子放在床上，每月至少将棉被和枕头装入袋中放进冰箱内冷冻 24 小时。

如果第二题你的回答为"否"，那么问题可能出在你的嘴巴上。如果情况属实，你很可能睡觉时嘴巴处在张开状态，起床时经常感觉喉咙很干。这可能是由于"下颌条"所导致的，它是一长条带状物，位于下颌处，它能使你在入睡后闭合嘴巴。

最后，如果你第三题的回答为"是"，那么你夜间打鼾的现象可能是因为你舌头的振动。你的咬合方式可能是与众不同的，当你闭上嘴巴后，你的下牙齿会在上牙齿的后方。如果情况属实，建议你最好使用一个"下颌前移装置"。这是一种塑料护齿用具，装入嘴巴后能帮助你的下颌前移，并增加喉咙后部的空间。

你很有可能是其中一种类型的打鼾者，或者是两种甚至三种类型的结合。

除此之外，你还可以尝试一些方法，诸如减肥、戒烟、减少酒精摄入和通过将海绵橡胶放在枕头下的方式，使自己的头部能与身体成 30 度角。同时，请避免仰天而睡，因为你的舌头和喉咙里的软组织很可能会向后落，从而阻塞你的气管。如果你发现这很难做到，试着将一个网球放入袜子中，将袜子缝在睡衣后部的上方。这会使你仰天而睡时非常不舒服，从而迫使你侧睡。

许多人也发现进行"持续在气道内正压通气"这一疗法也同样有效。使用者会在入睡时在嘴巴和鼻子上戴上一种面罩，然后将面罩与一台设备相连，该设备是一种温和的气压装置，使使用者的呼吸道整晚保持打开状态。增强喉部肌肉同样能帮助战胜睡眠呼吸暂停现象。2009 年，来自巴西圣保罗医学院的研究者让患有睡眠呼吸暂停症的病人每天花 30 分钟进行舌头和喉咙部位的练习，并持续 3 个月。疗程结束后，患者睡眠呼吸暂停现象的发生率下降了 39%。2005 年，来自苏黎世大学的米洛·普汉（Milo Puhan）和他的同事给患有睡眠呼吸暂停的病人安排了许多演奏迪吉里杜管的课程，随后让他们在接下来的 4 个月里练习这种乐器。与没有进行迪吉里杜管乐器训练的控制组相比，该组病人睡眠呼吸暂停现象显著地下降，而且他们的伴侣也发现自己在夜间被打扰的次数明显减少了。

睡|眠|正|能|量|的|秘|密
打鼾者之歌
NightSchool Night School

睡眠科学家已经想出了各种各样的练习，以加强打鼾者的喉部肌肉*。其中最令人感到愉悦的方法就是一系列专门设计的唱歌课程。2000 年，来自埃克塞特大学的戏剧治疗师艾丽丝·欧嘉（Alise Ojay）集中了 20 名患有慢性打鼾症的病人，要求他们每天完成 20 分钟的唱歌练习，并坚持 3 个月。研究者分别在实验前一周和实验后对他们的睡眠进行记录，最终发现他们在夜间的打鼾症状得到了显著的改善。

欧嘉基于此项研究发行了名为"打鼾者之歌"的系列 CD，鼓励人们

---

* 这些练习的给出旨在介绍一些健康医生会采用的方法。如果你认为你或你的孩子有睡眠相关的问题，那么请咨询专业医生。

反复进行这些专门设计的发声和五音训练。如果你不想用自己的魔音伤害你的家人和朋友，那么你或许可以试着进行一些简单的喉部练习。切记逐步增加你每次的训练量。

· 选一个你最喜欢的元音然后大声重复，每次 2 分钟，每天 3 次。

· 按住舌尖，将之缩进门牙后方，随后紧贴上颌前后移动舌头，每天进行 3 分钟。

· 噘起嘴唇，保持 30 秒。

· 张开嘴轻轻地将下巴转向右边，并保持 30 秒，随后向左边重复相同的动作。

· 站在镜子前，张开嘴观察自己的小舌（你喉咙深处“悬着的圆球”）。紧缩喉部后方的肌肉大约 1 秒钟，确保小舌向上移动。现在放松，重复这个动作 30 秒。

在这节课伊始我介绍了我们将探索睡眠黑暗的一面。一路上，我们了解了全世界有上百万人每晚都遭受着古怪的睡眠障碍。这些睡眠问题使他们像僵尸那样四处游荡，与不存在的魔鬼零距离接触，甚至是 1 小时内有好几次暂停呼吸。或许更为重要的是，我们发现每遇到一种睡眠障碍，睡眠科学家总是努力去探索这些令人感到害怕的现象背后的原因所在，并想出一系列的方法来帮助人们战胜这些睡眠障碍。所以你、你的朋友和家人现在没有任何理由去畏惧黑夜。科学最终战胜了魑魅魍魉。

期中测试

我们的讨论现已过半。在共处的时光中，我们一同挖掘了睡眠不足所产生的严重后果，探索了当你瞌睡时大脑和身体究竟发生了什么，揭开了超级睡眠者的秘密，并最终找到了如何克服夜晚黑暗的一面的方法。

现在似乎是一个极佳的时机来检测你对知识的掌握情况了。我准备了一个小测验，一共有 4 道多选题。该测验须严格按照正式考试的要求来执行，请不要翻看先前的内容、企图通过网络查找答案或者是打电话询问朋友。另外，如果你在考试期间需要去卫生间，请举手示意，我会护送你并与你交流下膀胱自控力的重要性。

你有 5 分钟的时间回答以下问题。

（1）以下有一项或多项关于睡眠不足的描述是正确的。请选出你认为正确的一个或多个选项。

　a 睡眠不足导致美国每年发生大约 10 万起交通事故。

　b 睡眠不足能严重地影响你的意志力。

　c 睡眠不足会导致生产力下降，预计每年损失 1500 亿美元。

　d 睡眠不足明显增加了患有糖尿病、肥胖症和死亡的风险。

（2）以下有一项或多项方法能帮助人们进入睡眠状态。请选出你认为正确的一个或多个选项。

a 在脑海中描绘一个有趣的幻境。

b 试着不要入睡。

c 强迫自己打哈欠。

d 列一张表记录第二天需要完成的事项。

e 确保房间内有薰衣草的香气。

（3）当你将婴儿放在床上时，以下有一项或多项方法是正确的。请选出你认为正确的一个或多个选项。

a 让婴儿侧着睡。

b 让婴儿平躺着睡。

c 让婴儿睡在你的身边。

d 将婴儿放入他们自己的床或摇篮中。

（4）以下有一项或多项方法能帮助缓解打鼾症状。请选出你认为正确的一个或多个选项。

a 戒烟。

b 减少酒精的摄入。

c 入睡前喝一杯水。

d 试着入睡时头部与身体成 30 度角。

e 避免仰天而睡。

f 避免观看与猪相关的影片。

非常感谢。答案将在下页揭晓。

答案

（1）所有的选项都正确，你每选一项就能得一分。

你这题的得分：＿＿＿＿＿＿

（2）所有的选项都正确，你每选一项就能得一分。

你这题的得分：＿＿＿＿＿＿

（3）正确的选项是 b 和 d。为了尽可能降低婴儿的受伤或意外死亡，婴儿应被放在自己的床上，并仰面而睡。你每选对一项就能得一分。

你这题的得分：＿＿＿＿＿＿

（4）正确的选项是 a、b、d、e。入睡前喝一杯水和避免看与猪相关的电影无法阻止打鼾的发生。你每选对一项就能得一分。

你这题的得分：＿＿＿＿＿＿

现在请合计你的分数，并写下最终的得分。

你的总分：＿＿＿＿＿＿

最后，参考如下表格来得出自己的成绩和对应的反馈。

总分	等级	反馈
14—15	A	恭喜你，你要么是一名非凡的学生，要么就是一个作弊者或谎言家。
11—13	B	非常好。很显然你学得很用心，而且得到了回报。
8—10	C	不错。你掌握了不少内容，但是还有进步的空间。
5—7	D	还可以。你有一定的基础。
1—4	E	哦，好吧，看来这几天都没怎么学习。是时候好好复习下先前的课程了。
0	Fail	你是认真的吗？天哪！戴上这顶圆锥形的帽子来帮助你保持头部温暖吧，让它正常运作起来。

非常感谢。当人们进行这类测试时，他们总想知道是否存在一些快速、有效且不费吹灰之力的方法来增强脑动力。事实上确实存在这样的方法。在下节课上，我们将探索其中一个最具争议和被普遍误解的方法：睡眠学习法。

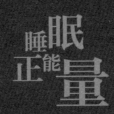

睡眠正能量

Night School

Night
School
Night
School
Night
School
Night
School
Night
School
Night
School
Night
School

第五章

睡眠学习和小睡的力量

我们将用秘密信息轰炸一个小镇，发现睡眠学习令人震惊的真相，并探索 6 分钟小睡的神奇力量。

1942 年 8 月 28 日晚上 10 点，劳伦斯·莱尚（Lawrence LeShan）教授最后一次钻进了男孩们住的小木屋里。他朝房间中央走去，郑重而小声地重复说了 300 遍"我的手指头尝起来真苦！"这句话。随后他蹑手蹑脚地走出小木屋，轻轻关上门，爬上了自己的床。莱尚是一名心理学家。他刚刚完成了睡眠科学史上最奇特的实验之一。此项实验的目的是探索人类在睡眠期间学习的可能性。为了验证自己的想法，他找到纽约州的某个男子夏令营，选出一组习惯咬手指甲的孩子，并把他们分成了两组。两组孩子分别住在不同的小木屋里。一组接收"睡眠学习"，另一组则作为参照。

　　实验第一阶段，莱尚每晚都会等"睡眠学习"木屋里的孩子们熟睡后悄悄走进房间，并在中央处放上一部留声机，留声机将重复播放关于"手指甲"的可怕句子。实验进行两周后，留声机出了故障，这位敬业的教授只好每晚亲自造访小木屋，并亲口重复"播放"这段话。

　　此项开创性的实验并非史无前例。据称，几百年来佛教僧侣都会在熟睡的年轻僧侣耳边诵经，以使他们更好地理解经文的内容。睡眠学习的理念对科幻小说的发展也起到了重要的推动作用。1911年，《摩登电子》杂志刊登了雨果·根斯巴克（Hugo Gernsback）所著的名为《拉尔夫124C·41+》的小说。这部新奇作品的情节设定于2660年，小说描述了主人公发明的一系列物品，其中就有被称为"hypnobioscope"的睡眠学习设备。小说中的"hypnobioscope"设备在全世界被广泛运用。有了这个设备，孩子们能在睡眠中学习知识，成年人则能在睡觉的时候直接将新闻报告收入脑中。奥尔德斯·赫胥黎（Aldous Huxley）在他1931年出版的作品《美丽新世界》中给类似的设备设想了更为可怕的用途。在他的作品中，一名收听广播入睡后醒来的小男孩竟然能完整地说出广播的内容。政府利用该发现在晚间播放内容设定好的广播，以此来塑造民众的道德和舆论。

在偷偷给这些爱咬手指甲的孩子播放了16,000多次关于"手指甲"的句子后，劳伦斯·莱尚教授请来了一位护士检查孩子们的手指甲。睡眠学习小木屋里40%的孩子改掉了咬手指甲的坏习惯，而另一小组则无人改正。莱尚教授的研究证明"hypnobioscope"设备可能更趋于事实而非虚幻。他的研究发现引发了几十年来各种关于睡眠学习的奇怪研究。

20世纪50年代末期，加州图莱里县监狱的领导决心研究睡眠学习能否帮助囚犯洗心革面、重新做人。于是囚犯们的枕头下被偷偷放置了小话筒，他们每晚睡觉时都会听到几百句精心挑选的句子。播放这些句子的录音机被放置在狱长的办公室（"心灵和精神要共同成长""你要过滴酒不沾的生活")。几年后监狱当局宣布了他们特殊的劳教方式对 50% 的囚犯起到了作用。有报纸报道某个囚犯声称自己一想到喝酒就会反胃，另一个囚犯则告诉他的看守，他现在睡前都能保持头脑清醒。

时间一晃就到了 60 年代。此时的苏联研究人员担心美国人赢得睡眠学习的军备竞赛，决心展开一项大规模的实验来研究这一奇怪现象。

实验地点定在了莫斯科以北约 70 英里的伏尔加河边上的杜布纳小镇。实验进行期间大约有 20,000 人生活在小镇里。苏联的一个大型原子能研究中心也位于此地。从 1967 年 12 月开始，乌克兰科学院要求杜布纳的村民们把收音机置于卧室，并确保收音机频率调到了指定的本地站。接下来的两个月里，村民们收到指示：统一于 10 ∶ 30 分上床睡觉，且整晚都不能关掉收音机。电台于 10 ∶ 40 分的时候开始连续播放 15 分钟轻音乐，以催村民入眠。晚间 11 ∶ 05 分以及清晨 6 ∶ 30 分的时候，电台开始准点播放一系列英语语言课程。在经过无数夜晚的信息"轰炸"后，负责该项目的科学家报告说，杜布纳的村民们已经不知不觉学会了 1,000 个英语单词，并能进行简单的英语对话。

这些惊人的发现表明：睡眠学习是一个强大的工具，它能改掉坏的习惯，重塑罪犯的心理并教授人们外国语言。

事实上，并非人人都相信睡眠学习的功用。这些人中就有兰德公司的威廉·埃蒙斯（William Emmons）和查尔斯·西蒙（Charles

Simon）。最初的睡眠学习研究结果公布后，埃蒙斯和西蒙就指出，研究进行期间无法确认志愿者在夜间接受信息骚扰时是否真的睡着了。他们还认为其中有些人可能会特意收听广播。

为了证实他们的想法，两人实施了如今被视为经典的关于睡眠学习的研究实验。埃蒙斯和西蒙聚集了一组志愿者。晚上，他们将志愿者锁在睡眠实验室里。每名志愿者的大脑都与一部脑电图机相连接，研究人员会仔细监测他们的脑电图。一旦志愿者睡着，研究人员便开始播放只有 10 个单词的录音带。只要脑电图显示志愿者为入睡状态，录音就会一直重复播放。第二天早上，研究人员向志愿者展示一张包含 50 个单词的列表，并让他们指出晚间重复播放的 10 个单词。志愿者们都无法明确指出被播放的单词。此后，越来越多的研究人员发现，一旦志愿者们真的睡着后，他们就无法获取任何有关睡眠学习的证据。多年来，科学家对睡眠学习的疑虑已经在不断加深，而这项研究则给了该理论"致命的一击"。

之后的 30 年间，睡眠学习理念在科学界一直不受关注。直到 20 世纪 90 年代，睡眠科学的进步，促使新一代的研究人员从新的角度审视睡眠学习这一理念。

是否有任何可靠的科学证据表明睡眠学习光盘能帮助你在睡眠中掌握一门外语？

没有。

如何开发由睡眠驱动的超级记忆力

NightSchool

德国心理学家赫尔曼·艾宾浩斯（Hermann Ebbinghaus）是现代实验心理学的创始人之一。生于 1850 年的艾宾浩斯将自己的一生都奉献给了心理学。他花费了大量的时间在自己身上做实验。他最著名的作品给世人展示了几项旨在揭示人类神秘记忆的、持久且艰苦的研究。

艾宾浩斯想弄明白人脑是如何随着时间的流逝将信息遗忘的。由于担心过去的经历会影响他的记忆力，伟大的艾宾浩斯决定自己创造几百个新"单词"并将它们记住。艾宾浩斯创造的单词都只有 3 个字母，由"辅音—元音—辅音"的组合构成。已经存在的单词不在此列。（如 CAT 被排除，CAX 与 YAT 皆可）。每次实验开始前，他都会列出近百个自己创造的单词，跟着节拍器的节拍将它们背下，然后开始尝试回忆单词列表。千万次重复记忆并保证这些单词 100% 都被记住后，才可以开始进行实验。

在随后的数小时、数天，乃至数月内，艾宾浩斯一直都在尽力重复记忆他创造出的单词列表。1 小时后，艾宾浩斯发现他忘记了大约 10% 的单词。再过 1 小时，又忘记了 5%。3 小时后，他又忘记了 2%。他不停地在忘记。在关键时刻及时观察自己所记住的单词后，艾宾浩斯发现他的记忆力呈指数递减。他的研究经受住了时间的考验。研究人员如今还在引用他描绘的经典记忆曲线图。

在对他衰减的记忆力进行了多项实验后，艾宾浩斯发现了图表中的一个反常现象。他发现记忆曲线在白天的时候稳步下降，然而晚间的时候记忆中的信息却很少被遗忘。研究人员费尽心思后发现，人们入睡后大脑会自动对记忆进行清理，扔掉没用的事实和数据，并将他们在白天一直试图记住的信息储存起来。为了探索"睡眠对学习至关重要"这一理论是否正确，心理学家进行了一系列研究。

这些研究都基于同一个简单的概念。起初，研究人员会召集一群志愿者，并随机将他们分成两组。他们要求一组志愿者在早上背下一系列单词，晚上的时候检测背诵状况。与之相反，另一组志愿者则需要在晚上背下这一系列单词，检测在第二天早上进行。也就是说，两组志愿者尽力地背诵单词列表的时间是相同的。不同的是第一组志愿者白天的时候都在努力记单词，而第二组志愿者晚间的时候则径直睡觉了。正如"睡眠对学习至关重要"理论所预测的，那些大部分时间都在熟睡的志愿者记住了更多的单词。

简而言之，尽管夜间重复播放的词句无法激发人们的记忆力，但睡眠对于储存人们白天的记忆却起着至关重要的作用。由此得出的重要结论是：不要吝啬睡眠。人们在准备重要的考试或面试时，总喜欢熬夜，想牺牲睡眠的时间让大脑记住更多的信息。大家不要被这种想法诱惑。这本身就是一个谬论。早点休息对你来说会更好。这样你清晨醒来的时候会更加神清气爽，也会记住更多之前学过的知识。

睡眠不足对学术能力发挥的影响绝对不可小觑。这一理论是几年前由特拉维夫大学的阿维·萨德（Avi Sadeh）博士提出的。萨德去了几所学校随机选取一些四年级和六年级的学生，并把他们分成两组。第一组学生被要求每晚提前半小时睡觉，而另一组则被要求每天晚睡半小时。3天后，研究人员对这些孩了进行了各种教育水平测试。结果表明，略微的睡眠不足竟会让成绩倒退两级。实验中睡眠不足的六年级的学生，只考出了四年级学生的水平。

不幸的是，全世界数以千万计的家长和学生都忽视了睡眠的重要性。2013年，波士顿学院的研究人员对来自50多个国家近100万名小学生的睡眠习惯与学习成绩之间的关系进行了研究。研究结果让人震惊。总体来看，近一半的孩子缺少睡眠。美国十三四岁的青少年中有80%睡眠不足。队伍人数之庞大，使他们登上了"缺觉大队"榜单之首。仅次于美国的是新西兰、沙特阿拉伯、澳大利亚，以及英国的小学生。位于"榜单"末尾的是波兰、捷克、日本，以及马耳他的小学生，这也意味着他们的睡眠相对充足。研究还显示，越是富裕的国家，这种睡眠不足的情况越是严重。研究人员推测这可能是由于孩子们晚间过度使用手机和电脑所致。睡眠不足的问题甚至还会影响睡眠正常的学生。因为老师们可能会为了让多数疲惫的学生参与课堂而刻意降低教学难度。

当孩子们进入青春期后，问题则变得更加严重。在第一章中我们发现处于青春期的孩子的生物钟通常会发生重大的转变，因此他们早上会感觉异常困顿。这种疲惫，加上大多数学院和大学上课时间过早，会导致我们的高等教育机构到处都是睡眠不足的青少年。研究人员研究了这种睡眠不足所造成的影响，而结果也令人担忧。马萨诸塞州圣十字架学院的心理学家埃米·沃尔夫森（Amy Wolfson）对 3,000 多名高中生进行了调研，她发现成绩为 A、B 等级的学生比成绩差的学生早 40 分钟睡觉，而且比他们要多睡 25 分钟左右。

而好的一方面是，稍微多睡一会儿能带来不同凡响的效果。一些大学已经开始尝试推迟上课时间，以遵循青少年的生物钟。他们发现时间上的稍微调整也能取得惊人的效果。比如美国明尼苏达州的一所高中把上课时间由早上 7:25 调整到早上 8:30。调整时间后，排名前 10% 的学生的高考数学和阅读总分平均提高了 300 分。而肯塔基州的一所学校在把上课时间延迟 1 小时后，青少年的车祸发生率也降低了 20%。同样，英国一所学校里学生的缺勤率降低了近三成，学生的数学和英语成绩也得到了极大的提高。

其他研究表明，睡眠不足可能会帮助人们忘记某些特殊的人生经历。2010 年，东京国立精神与神经病学中心的神经学家栗山（Kenichi Kuriyama）开展了一项有趣的实验。实验中，他给一组学生展示了几个以司机沿道路驾驶为视角而拍摄的视频短片。这些短片中有的毫无曲折，而另一些则发生了突如其来的可怕车祸。栗山要求其中一半的学生整夜不睡觉，另一半则正常入睡。10 天后，栗山再次给学生们展示了从短片中截取的照片，并让学生们按照照片给他们带来不安的程度进行排序。相比其他学生，那些看过视频后即被强制熬夜的学生看到这些照片没有那么不安。这表明睡眠的缺失使得他们的大脑无法储存记忆中的可怕画面。由此可见，那些不幸遭遇可怕经历的人或许可以尝试在当晚不睡觉来减轻伤痛。

受到睡眠在记忆数据方面能发挥重要作用这一发现的鼓舞，研究人员开始探索睡眠的这种功能，是否也存在于其他学习形式中。

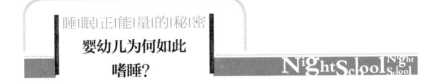

睡|眠|正|能|量|的|秘|密

婴幼儿为何如此嗜睡？

大多新生婴儿每天都要睡 12 小时。长久以来研究人员都无法对他们为何久睡做出解释。

2006 年，来自亚利桑那大学的丽贝卡·戈麦斯（Rebecca Gómez）和她的同事们推测：婴幼儿睡觉时，他们的大脑在储存关于世界是如何运作的信息。他们之所以睡那么久是因为要学习的东西太多了。

戈麦斯决定对小睡是如何影响婴幼儿语言习得能力的进行研究。她创造的神秘语言全是一些毫无意义的词汇（如"pel""hiftam"和"jic"），这些词汇遵循着一些简单的语法规则，比如，如果某个句子以"pel"开头，那么这个句子中的第三个词就必须是"jic"。随后她召集了一组 15 个月大的幼儿，并准备好上千句这样的句子。他们确保一部分幼儿在小睡前听到这些句子，另一些则在睡醒后立刻听到。几小时后，戈麦斯和她的同事将一些微型麦克风放在每个幼儿的身旁，并给这些幼儿播放了其中一些句子。那些遵循了简单语法规则的句子最早被记住，另一些则没有。

实验结果是惊人的。当幼儿听到了喜欢或者感兴趣的句子，他们会把头靠近麦克风。在戈麦斯的实验中，听到句子后才午睡的幼儿，尤其擅长记住抽象的语法规则，因此他们花了更多的时间去听遵守简单语法规则的句子。该研究表明，婴幼儿并非只为休息而睡眠，他们其实是在努力对清醒时经历过的事情进行分析和归类。

大家一起动起来

请试着用你惯用的手进行下面的练习。把你的大拇指和食指放在一起。我们给这个动作取名为"T-1"。现在请把大拇指和中指放在一起，这个动作就叫"T-2"。以此类推。现在请用以上规则做出以下动作，越快越好：

T2T3T4T2T3T1T1

接下来请按顺序重复以上动作，不断重复。一切顺利的话，你第三次的动作肯定会比第一次更快和准确些。科学家们称此为"敲手指运动"。他们用这项运动来测试人们学习新的身体技能的速度和准确性。受到对睡眠与单词记忆关系感兴趣的研究人员的影响，睡眠科学家让志愿者在早晨一起床或者晚上入睡前练习敲手指并在 12 小时后对他们进行测试。"睡眠对学习至关重要"的理论又再次风靡。在早晨练习的志愿者敲手指的速度和准确性与他们睡觉前测试的速度和准确性无异。然而，晚间练习的志愿者睡觉后动作则更加快速和准确。进步的程度不容小觑：速度提高了 20%，准确性提高了 40%。

研究这些奇怪现象的实验揭示了一些简单的规则。这些规则能让人们更好地学习舞蹈、乐器、驾驶或者体育项目。

不要起太早

在一项实验中，研究人员让志愿者白天的时候练习敲手指，并在晚间对他们的脑活动进行监测。在睡醒前的两小时里，志愿者们处于浅层睡眠的时间越长，第二天的表现就会越好。该项研究结果，结合我们在清晨的浅层睡眠期更长（6 点到 8 点是关键期）这一事实表明：那些想要学习身体技能的人早晨不宜起太早。

睡前不要练习、排练或训练

研究表明，锻炼 5 小时后是入眠的最佳时期。

练习不同技能，至少要间隔4小时

研究表明，练习完第一项技能后接着练习第二项技能，将会导致第一项技能无法取得任何进步。因此，请确保你在练习不同技能的时间间隔至少为 4 小时，或者在两项技能训练间充分休息一下。

试图获取更多的睡眠

斯坦福大学睡眠研究院的谢里·马（Cheri Mah）在一系列实验中让高水平运动员连续几周每晚都保证睡眠 10 小时，并对其影响进行了监测。结果让人震惊：斯坦福顶尖的游泳运动员们转身所用的平均时间缩短了 0.1 秒，打腿的频率则比平均水平提高了 5 次，网球运动员的发球准确率大大提高，而篮球运动员的投篮命中率几乎提高了 10%。参加实验的运动员很多都创下了个人新高或打破了尘封已久的纪录。

小睡一会儿

目前我们已经见识到了良好的睡眠对于充分发挥记忆力、学习新的身体技能的重要性。然而提及睡眠对于思维敏锐的影响，我们才窥探到它的冰山一角。事实上，你现在就能让你的大脑处于最佳状态。更神奇的是它只需要几分钟时间：小睡。

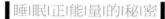

睡I眠I正I能I量I的I秘I密
如何提高记忆力

随着年龄的增长，人们总是很难记住他人的名字、数据，或者每天发生的事情等。很多科学家都表示这种记忆的缺失很可能是因为年长的人每晚的睡眠时间短，因而睡眠的时间和质量都达不到学习的程度。为验证这一想法，科学家们尝试使用一种奇怪的"经颅直接电流刺激法"

（简称"tDCS"）来提高人们的记忆力。

"经颅直接电流刺激法"将两个电极置于人脑中，并将它们与一个小型电池相连接。低电流在电极间流通，从而有效地改变了该区域神经元的敏感度，同时也改变了它们接受其他神经元发出的信号的概率。通过设定，这一装置能够增加神经元的敏感度，并使它们的反应更加敏捷。反之，它也能降低神经元的敏感度，从而减少神经元的活动。

这种技术早已有之，并不新鲜。早在 19 世纪初，研究人员就通过用电流刺激尸体让其肢体移动这一现象获得了生理学方面的重要启示。其中最有名的要数意大利科学家乔瓦尼·阿尔蒂尼（Giovanni Aldini）的实验。他前往伦敦，"复活"了死囚的尸体。据说该实验的成功促成了玛丽·雪莱（Mary Shelley）《弗兰肯斯坦》的撰写。阿尔蒂尼也受到启发，用电流刺激抑郁症患者的头骨，希望能改善他们的情绪。该方法日趋完善，现已成为神经学科专业的治疗方法之一。

2004 年，来自德国图宾根大学的简·伯恩（Jan Born）开始研究"经颅直接电流刺激法"能否用来提升睡眠，从而提高人们记忆事物和数据的能力。伯恩招募了一群志愿者到他的睡眠实验室，让他们背下一组单词后直接入睡。尽管所有的睡眠都能提升记忆力，然而一些实验表明：对事物和数据的记忆能力与深层睡眠（睡眠的第三和第四阶段）联系紧密。受此启发，伯恩等到每名志愿者都进入深层睡眠后，将电极连接到他们的大脑前区。电流刺激取得了预想的效果。这一区域的神经元促进了更深层次的睡眠。接着伯恩将志愿者唤醒，并让他们回忆背诵的单词组。研究人员几天后又安排这批志愿者进行了同样的实验作为参照，不过这次他们关掉了电流开关，志愿者无法接受电流的刺激。即使志愿者对于自己的大脑在哪一晚接受了刺激完全不知情，但结果显示他们接受电流刺激后记住了更多的单词。

尽管这种技术尚处于研发阶段，但它却能极大地帮助人们保持记忆。此外，如果该理论是正确的，那么其他一些提升记忆力的活动，例如，白天多锻炼，晚上早睡觉等，也能极大地提升老年人的记忆力。

小睡的力量

睡眠学习并不需要整晚的休息。事实上，即使是最短时间的小睡也能产生惊人的影响。比如，在哈佛大学的一项研究中，一批志愿者被要求尽力记住一系列单词。随后一半志愿者小睡 20 分钟，另一半则保持清醒。4 小时后研究人员对志愿者进行测试，他们发现志愿者的记忆力在小睡后得到了极大的提升。小睡对于帮助人们学习新的身体技能也同样适用。

其他研究表明，即使是几分钟的小睡，也足以带来翻天覆地的变化。比如，2008 年德国杜塞尔多夫大学的科学家让志愿者记住一组单词，然后随机将他们分成 3 个小组：第一组保持清醒状态，第二组睡 40 分钟左右，第三组则小睡 6 分钟。当志愿者被要求背诵单词时，清醒的一组表现平平，睡了 40 分钟的一组表现稍好，而小睡 6 分钟的一组表现最佳。

小睡对于孩子的头脑发育也有重要的影响。2013 年，马萨诸塞大学阿默斯特分校的心理学家丽贝卡·斯潘塞（Rebecca Spencer）对小睡是否能提升 3—5 岁孩童的记忆力做了一项调查。斯潘塞先让孩子们玩了一场记忆游戏，游戏中他们必须记住网格中各种图片的位置。随后她鼓励孩子们小睡 1 小时或者保持相同时间的清醒。第二天她测试了孩子们对图片位置的记忆。研究结果显示孩子们的记忆力在小睡后提升了 10%，进一步证明了小睡的力量。

　　发展超能力记忆只是小睡带来的心理收益之一。美国航空航天局研究显示，在驾驶舱小睡 25 分钟的飞行员比没有午睡的同事（副驾驶接替驾驶飞机）机敏性提高了 35%，精力集中程度增加了一倍。2009 年，美国布鲁克大学睡眠研究院的金伯利·科特（Kimberly Cote）分析了大量关于小睡的心理学研究并得出结论：即使最短时间的小睡，也能极大地改善人们的心情，提高他们的灵敏度和警觉性。

　　心理学家并不是对小睡有兴趣的唯一的群体。哈佛大学医学院研究员迪米特里奥斯·特里切普鲁斯（Dimitrios Trichopoulos）最近发表了他 6 年来关于小睡与健康关系的研究结果。特里切普鲁斯和他的团队对两万多名 20—80 岁的成年人进行了研究。所有参与者都被问及其饮食习惯、体育锻炼水平以及小睡程度。即使把年龄和身体活动水平纳入考虑范围，研究结果也显示一周至少午睡 3 次、每次 30 分钟的人患心脏相关疾病的风险减低了 37%。特里切普鲁斯的研究正好说明了为何在鼓励午睡的国家患冠心病的人数较少。

来自利物浦约翰摩尔斯大学的穆罕默德·扎拉格瑞兹（Mohammad Zaregarizi）的一项研究表明，这些与小睡相关的健康益处可能是血压降低的缘故。扎拉格瑞兹分别对小睡 1 小时、站立 1 小时、躺着 1 小时的人进行了血压检测。只有那些睡觉的人才显示出明显的血压下降。扎拉格瑞兹的研究还表明小睡的志愿者在躺下和入眠期间的血压降幅最大，这意味着仅仅想着要小睡就能对身体有益。即使是极短时间的打盹也有益于健康。

人们通常视小睡为一种懒惰，然而事实并非如此。数以千计的实验证明，极短时间的睡眠也能带来极大的好处，因此培养小睡的习惯对我们来说至关重要。每天小睡几分钟将有助于我们提升记忆力。它使我们思维更敏锐，反应更迅速，工作效率也更高。最重要的是，它或许能拯救你的生命。

深受小睡有益于身心健康这一事实的鼓舞，研究人员对小睡这门科学的各个方面进行了详细的研究。以下对常见问题的答疑，将帮你享受完美的小睡。

在何处午睡？

找一个昏暗且安静的地方，在这里你不会被电话、邮件、门铃、宠物或他人所打扰。入睡后你的体温会下降，因此请选择温暖的房间或披上一条薄毛毯。如果你的房间不够昏暗或不够安静，试着戴一副眼罩，塞上耳塞。有些人（尤其是性格内向的人）发现聆听一些背景音乐，比如舒缓的音乐磁带、催眠的广播或者单调的体育评论也能帮助入眠。

如果我在办公室，只能趴在桌上睡觉该怎么办？

很棒的问题。2012 年，中国西南大学的赵大勇和他的同事们做了一项实验。他们将一群习惯小睡片刻的志愿者与脑电图机连接，随后给他们听一串音符并让他们注意偶尔不同音调的音符，并最终测量他们的专注力。志愿者被随机分成了 3 组：一组躺下睡了 20 分钟，另一组拿到了一个枕头并被要求趴在桌上午睡，第三组则安静地站了 20 分钟。随后，他们再次检测了志愿者们的专注力。与静站 20 分钟的志愿者相比，趴在桌上和躺着睡觉的志愿者心情更好、更专注，也不那么困。有趣的是，躺着和趴着睡觉的志愿者都觉得小睡对他们有益。然而脑电图与专注力的数据给出了不同的结论。结果显示，躺着睡觉的志愿者进入深层睡眠的时间更久，醒来的时候也更清醒。所以尽可能躺着睡，但即使趴在桌上小睡一会儿也明显有益无害。对了，万一你的老板不喜欢看到你上班期间打盹，你一定要给他们看看这些数不尽的研究。让你的老板明白小睡几分钟，你会比那些不午睡的同事工作效率更高、更成功，而且更具创造力。

我应该小睡多久？

大量的研究探讨了小睡的时长。完美的小睡并没有神奇的法则需要去遵循。因为不同时长的小睡具有不同的功效。以下是简要的指导。

微睡（少于5分钟）

这种小睡不会带来太多的生理或身体上的益处，但如果你很累，这种睡眠能帮你减少一些困顿。

短睡（10—20分钟）

在此类小睡中，大脑几乎处于浅层睡眠阶段（睡眠周期的第一和第二阶段），但在醒来前也可能进入短暂的深层睡眠（睡眠的第三和第四阶段）。长时间的浅层睡眠会让你醒来后头脑更加清晰，注意力更集中。有证据表明，这种小睡可以提高我们对于新技能的"肌肉记忆力"，并对健康有益，降低血压就是其中一种。

久睡 (20—60分钟)

久睡期间，大脑大部分时间会处于浅层和深层睡眠阶段。久睡除了拥有短睡带来的各种好处之外，它还能提高我们记忆事物和数据的能力。此外，大脑在久睡期间还会释放生长激素，让你醒来时感觉精力充沛。刚从深层睡眠中醒来时，我们可能会觉得有点昏沉，但这种感觉半小时后就会消失。

满睡（60—90分钟）

满睡期间，大脑会经历一个完整的睡眠周期。从浅层睡眠、深层睡眠到快速眼动期。满睡除了拥有久睡带来的各种益处之外，快速眼动睡眠状态还能帮助我们提升创造力以及理解抽象概念的能力（详情请见第七章）。此外，你醒来后不会头晕眼花，因为经历快速眼动期后你已经缓过来了。

何时进行小睡?

绝大多数人群在下午两三点时想要小睡片刻,这是因为此时他们的生物钟变缓,导致他们感觉疲惫而困顿。加利福尼亚大学的睡眠专家萨拉·梅德尼克(Sara Mednick)就早起的时间对十午后小睡时间的影响做了一项研究。她在新书《小睡片刻! 改变生活》中表示完美的小睡时长是 90 分钟,它应该像我们晚间的睡眠一样,经历浅层睡眠、深层睡眠以及快速眼动期。根据她的研究,这种独特的组合才能给人的身心健康带来最大的益处。如果你想体验一下梅德尼克的理论,请根据以下表格测试出你何时该进行小睡。

起床时间	完美小睡时间
6:00	13:30
6:30	13:45
7:00	14:00
7:30	14:15
8:00	14:30
8:30	14:45
9:00	15:00

我要是对小睡感到内疚怎么办?

打消睡眠会浪费时间这一念头对你来说至关重要。恰恰相反,你应该不断告诉自己,小睡片刻会让你的思维更加敏捷、反应更快,也可以使你更具创造力,并能减少事故的发生,让你的心情更加愉快。事实上,如果你哪天没午睡才应该觉得内疚。

我要是担心睡过头该怎么办？

为了防止睡过头，你可以设置闹钟。对了，不要担心睡不着。研究显示，哪怕躺下试图小睡片刻也能降低血压。

你能否在最后给出一条有用的建议？

如果你想在睡醒后立刻清醒，那么请在打盹前喝一杯咖啡或者其他含咖啡因的饮料。咖啡因在 25 分钟后会发挥神奇的功效——刚好是你醒来的时候。

还有一点需要大家注意，在这一章伊始，我描述了研究人员为阻止孩子们咬手指甲、抑制囚犯们的犯罪倾向或者让人们学习外语而在他们耳边念句子。这些实验失败的原因在于：它们建立在对睡眠中的大脑错误的认识之上。尽管如此，最近一些现代睡眠科学家开始沿着这些先驱的步伐，重新探索如何给熟睡的人进行信息输入。不过这些科学家并没有爬进小木屋或者秘密地用广播信息给小镇的村民们洗脑。他们鼓励志愿者去闻玫瑰花的芳香并探索内心深处的天赋。

睡I眠I正I能I量I的I秘I密

梦的小屋

NightSchool

2010 年，谷歌给其加州山景城总部的员工买了一些高科技的"午睡舱"。这些先进的设备由一个设计独特的躺椅和一个直径约 3.2 英尺的大型球罩所组成。想要午睡的人躺在椅子上后，椅子会自动将他们的身体调至一个能够促进血液循环、减少背部压力的姿势。接着球形的罩子会罩上他们的头部，随后他们会听到有助于放松和能消除噪音的低频率音乐。当小睡快结束要回到现实世界时，该设备会用灯光和振动将人们轻轻唤醒。谷歌称即便是最短时间的小睡，也能让员工精力充沛，并使他们在余下的时间里变得积极主动。

谷歌不是唯一一家响应睡眠力量号召的公司。其实为小睡打造一个完美的空间并不需要购买高科技的"午睡舱"。事实上，我们可以快速打造一个经济又完美的小睡空间。几年前，我接手了学校里的一间教室。我在房间里装满了散发奇特绿光的灯（这种绿灯被证明能够促使大脑分泌更多能让人"感觉良好"的多巴胺）。同时，我将屋顶布置成蓝天的样子。志愿者们被要求躺在柔软的瑜伽垫上，头枕散发着薰衣草香味的枕头，听着特意编辑的舒缓音乐。这个房间就像终极的安眠药，志愿者发现自己很快就能入睡。20 分钟的浅层睡眠后，他们相继醒来，而且一个个都感觉神清气爽。

还有一个"摇晃"的问题。日内瓦大学的索菲·施瓦茨（Sophie Schwartz）做了一项实验。她让志愿者在静止的或者不断摇晃的吊床上小睡 45 分钟。志愿者的脑部活动在实验的每个阶段都会受到监测。实验结果表明，即使是轻微的摇晃也会极大增加志愿者深层睡眠的时间。这意味着在吊床或者摇椅上小睡片刻，是一种科学的能提升人们脑动力的方法。

神经小憩

2007 年，德国卢比克大学的简·伯恩公布了关于睡眠学习的一项奇特的研究结果。实验开始时，伯恩在实验室的桌上放了一些明信片，并在空气中喷了一些玫瑰味的香水。志愿者们逐个走进实验室，试图记住每张明信片的位置。晚上他们都睡在实验室里。志愿者们被随机分成两组。一旦其中一组志愿者进入深层睡眠（睡眠周期的第三或第四阶段），伯恩就会在他们的鼻子底下散发一下玫瑰花香。另一组志愿者则度过了"无味"的一夜。第二天，志愿者被要求说出明信片的位置。伯恩推测认为，晚间散发的香味可以唤醒志愿者们的大脑，让他们想起明信片的位置。发表在世界顶级学术杂志《科学》上的实验结果也证明他的推测是正确的——睡眠期间闻到玫瑰香味的志愿者，能记住更多不同位置的明信片。

该研究不是现代唯一证明睡眠学习具有可能性的实验。美国西北大学的心理学家肯·帕勒（Ken Paller）试图探索在睡眠中听音乐的人是否会成为更优秀的音乐家。帕勒准备使用一首改编过的怀旧版的电脑游戏音乐《吉他英雄》。为了让志愿者们学习两种新的曲调，他要求志愿者用左手在键盘上敲出整首歌。随后这些志愿者被连接上脑电图机。接着帕勒让他们带上耳机小睡 90 分钟。一旦脑电图机显示志愿者们进入了深层睡眠，研究人员就开始偷偷播放其中一首歌曲。接着，他们叫醒志愿者，并让他们再次敲出两种曲调。结果显示，睡眠后的志愿者能更好地弹奏出这两种曲调，尤其是在熟睡中听到的那一首。这项研究是新式睡眠学习研究的核心，我将此类研究称作"神经小憩"。

科学研究显示我们每天晚上都在睡眠中学习。尽管夜晚睡觉或小憩时我们的大脑看上去好像不再运作了，然而研究证明我们的大脑在无意识中正勤劳地整理着我们的思绪，用新的信息取代我们脑海中不再有用的记忆。最重要的是，一旦你明白了大脑的运作程序，你就能利用它来提升记忆力，学习新的乐器，更好地掌握体育运动，或变得更具创造力。在睡眠中学习不只存在于科幻小说中。它只是我们的大脑在熟睡中运作的又一例证。

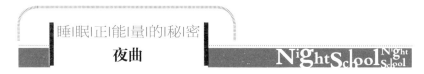

睡|眠|正|能|量|的|秘|密
夜曲

该方法以睡眠学习的最新研究为基础，并涉及我称为"神经小憩"的一项新技术。

· 整个过程持续大约 1 小时，在午后进行效果最佳。

· 选取一首不会引起你过度联想、让你觉得悦耳安静的音乐。任何和谐的、重复度高的、由乐器演奏的"背景音乐"，都是很好的选择。

· 当你在准备考试或面试，为某个报告或者戏剧演出排练，学习新的语言，练习新的舞蹈或杂耍动作，为某项运动进行培训，或者试图找出创造性的解决问题的方法时，让这样安静的音乐播放 20 分钟。

·关掉音乐，休息 10 分钟。

·现在请再次播放音乐，躺下来闭上眼睛小睡 30 分钟。如果你发现入睡困难，请参照前文谈到的入睡指南。

音乐会在你入眠时激发你的大脑，继续解决你之前思考的问题。当你醒来时，你的身心都会得到极大的改善。

正能量测试 睡梦日记

我们马上就要进入让人兴奋的睡梦世界。为了更好地吸收接下来的知识，你最好能充分了解你的睡梦中所发生的事情。以下经科学家验证并改进的方法，能帮助人们记住他们所做的梦。

（1）找一个笔记本。一些人喜欢用皮质封面的昂贵笔记本，另一些人则喜欢用经济实惠的普通本子，无论哪种都行。

（2）将你的笔记本和一支钢笔放在床头柜上。

（3）就寝前，请打开笔记本，在崭新的页面的左侧写下以下一系列词语（确保每个单词间的间隔一致）：

人物：

场景：

情节：

时间：

情感：

其他：

（4）当你快要入眠的时候，告诉自己你将记住所做的梦。将这个想法在脑中重复 3 遍。

（5）当你从睡梦中或清晨醒来后，请务必不要先睁开眼睛或四处走动。相反要闭着眼睛静躺在床上，仔细回忆睡梦的每一个细节。如果你很难从睡梦中醒来，记得在睡前多喝水，这样晚上才能多起夜。如果这些都不管用，记得睡前将闹钟设置到 6 小时后。

（6）当你躺在床上时，试着将你的梦境看成一幕戏剧，尽可能多地回忆梦境的内容。试着问自己以下几个问题：

人物：你的梦里都有谁？你认识他们吗？或者他们只是陌生人？他们身着何种服饰？梦里是否出现了动物或者非人类事物？

场景：梦境发生在何处？室内还是室外？你能否辨认出该地点？

情节：梦里发生了什么？故事是有发展情节的还是杂乱无章的？

时间：故事发生在什么时候？是发生在过去、现在还是将来？梦是关于现在的你，还是小时候或者以后的你？

情感：你在梦境中有何感受？大多数的梦都会引发负面情绪，因此，如果梦让你感觉不舒服也不要担心。要试着明确你在睡梦中的感受。

其他：你的梦有颜色吗？还是黑白的？为什么会做这样的梦？你所做的梦是否含有强烈的象征意义，是否与你现实生活中发生的事情相关联？

（7）现在请睁开眼睛，在笔记本里写下这些问题的答案。你可以在答案空白处画幅画，或者画张图表来更好地描述你的梦境。

请尽量连续坚持两周时间，每晚都记录下你的梦。刚开始的几个晚上，你可能会记不起所做的梦，你需要的是练习、耐心以及坚持。快到两周的时候，你会发现自己已经能够清晰地记录睡梦中的场景了。

Night
School
Night School
Night
School
Night
School
Night
School
Night School
Night

睡眠正能量

Night
School
Night
Night School
Night
School
School Night Night
School
Night
School

第六章

梦境的秘密

我们将来到古希腊的睡
眠圣地，寻觅你是否拥有先
知的天赋，并揭示梦境神秘
的象征意义。

每一个夜晚，都有数以万计的人走进幻境，遇见无数千奇百怪的人，碰上千姿百态的动物，接触到超能力的个体。但要探明一个人在梦境中究竟经历了什么，可以说是困难重重。大部分做梦的人，都很难回忆起晚上的历险，他们所能记起的也只是零星的片断。现代睡眠调查研究员罗莎琳德·卡特赖特（Rosalind Cartwright）曾这么说过："通过支离破碎的梦境报告来解析梦境，无疑就如同用笑话中的一个词来弄清楚笑点。"因此，这些关于梦境的奇怪实验，成为上百年来的一个未解之谜。然而在 20 世纪 50 年代初，一切都发生了改变。

　　在第一章中我描述过尤金·阿塞林斯基曾在一夜之间将梦境的相关研究改头换面。阿塞林斯基的研究重心在于睡眠的一个特殊阶段，他称之为快速眼动期。当人们进入这个睡眠阶段时，人的大脑将会非常活跃，眼球不断从一边扫视向另一边，性器官也很活跃，而与此同时身体却近乎瘫痪。阿塞林斯基发现如果一个人在快速眼动阶段后直接醒来，他几乎可以将梦境里发生过的事情完整详细地复述出来。这一项简单的发现，向所有的梦境调查研究人员提供了通往梦境研究的桥梁。现在回顾卡特赖特幽默的类比，你就会发现梦境调查研究人员的研究范围，已经不再局限于笑话中的一个词语，而是能够听到整段笑话，甚至还有笑话的所有细枝末节。此后，研究人员立即着手开始对梦境这一崭新世界的探险，而他们的研究结果揭示了每晚在人类大脑里所上演的奇怪梦境。

我们即将跟随研究人员无畏的脚步，看看他们是如何运用阿塞林斯基的发现来检测关于人类为什么会做梦的最古老的两个理论。在此次旅行中，我们将探索梦境究竟能否预知未来，此外我们将与世界最具影响力之一的思想家面对面，并挖掘自己是否有那见不得人的心理。

现在让我们开启时间的大门。

上帝的礼物

古时候，许多人认为梦在这个自然界是超自然现象。举个例子，古美索不达米亚的善民们相信：当人入睡后，灵魂就会飞离肉身，在体外散步，而梦境则是灵魂在外面溜达时所看到的景象的反馈。这种对于现实与虚幻的模糊理解，有时却造成了不必要的混乱。例如，当一些居民同时梦到敌人来袭的时候，整个社会就会陷入敌人可能真的已经攻打过来的恐慌之中。相反，古巴比伦人虽同样坚信梦境是来自上帝的礼物，却认为愉快的梦是仁慈众神的馈赠，噩梦则是来自地狱恶魔的鞭笞。这些对于梦境的解读尽管非常精彩，但同时也显得苍白无力，尤其是与古希腊构建起来的关于梦境的精密思想理论相较而言。

古希腊人坚信某些梦境包含着上帝的指示，这些神圣的信息能够帮助人们做出生命中重要的抉择。大约在公元前 200 年，狡猾的牧师开始利用这一信仰，通过向富有的市民提供有偿进入"睡眠庇护所"的服务牟利。这些庇护所声称能帮助市民从他们喜爱的神明那里获得神谕。

要搞清楚这些睡眠庇护所到底如何运作，就让我们回到过去，先把自己想象成一名古希腊的富商，但不幸的是，生活并不事事如意，你怀疑自己的夫人已不再爱你，她可能还与隔壁的老师有染。经历了数月的内心挣扎，你最终决定勇敢地面对，于是你向爱神阿佛洛狄忒（Aphrodite）寻求帮助。为了尽快得到这位忙碌的女神的眷顾，你联系了本地的睡眠庇护所，并进行了预约。幸运的是，正好之前有人取消了预约，所以牧师们得以顺利地把你安插进去。你被要求在进入睡眠庇护所的前 48 小时内，不得进食也不可接近女色。事实上，依你现在的婚姻状况，唯有不得进食是相对难以做到的。

重要的那天终于到来了。又饿又想念温柔乡的你艰难地来到了庇护所。你和一名牧师会面，并交上辛辛苦苦挣来的血汗钱。牧师还让你献上一头羊，之后再带你走过一大片墓穴。最终你来到了一个神圣的房间。你拼命想要看清黑暗中的事物，但只能依稀看到有一块像床一样大的石板。正当你的眼睛逐渐适应室内昏暗的光线时，你会发现那块石板上覆盖着的正是你最近供奉的牲口的皮毛，地上则铺满了蛇和蛇皮。牧师解释说这些动物都喻示着脱胎换骨，希望你能将自己的生命如同蛇蜕皮那样变得焕然一新。

然后牧师要求你将一个阿佛洛狄忒女神的小雕像紧握在手中，并用一块布将你的手缠绕起来，以确保神像整晚都紧靠在你的身边。最后，你依照牧师的嘱咐，选择了一条小道，小心仔细地走过布满蛇的地面后，在石床上躺下准备度过今晚。闻着空气中淡淡的羊被屠杀后散发的腥味，听着蛇在地面上爬动的声响，你尽量让自己快速进入梦乡。

整个晚上牧师都会悄悄地走近床边查看，确保一切都顺利安好，他还会鼓励你从他手中的圣碗中喝些水。当天快亮时，你在清楚地听到阿佛洛狄忒女神在你耳边说些什么前已经做了不少奇异的梦了。清晨，你被牧师叫醒，他让你描述夜里的梦境和神明的指示。之后，牧师再通过这些信息帮你想出一个最佳办法，告知你的这个情况不是很妙，你的梦境和神明都强烈地暗示，你的夫人已经和隔壁的男老师有染。破晓时分，牧师交出血迹斑斑的羊皮，作为你来此庇护所的纪念，随后便送你回家。

你在庇护所经历的那些奇怪的现象，是否能证明梦境具有超自然的力量呢？不太可能。许多现代的睡眠科学家坚称与庇护所相关的宗教仪式中节食、宰羊、置蛇、用布把手包裹成拳的举措，都能帮助催生异乎寻常的鲜活梦境。有一些睡眠科学家甚至还指责这些牧师有参与欺诈的嫌疑，所谓的圣水可能掺杂了鸦片，而那些神明般的声音则是利用口技做出的声效。

尽管古希腊的睡眠庇护所非常值得怀疑，但梦境和超自然之间的联系却经受住了时间的考验。目前为止，最流行的超自然话题暗示了梦境能窥见未来。尽管这个想法让那些怀疑主义者十分抵制，但人类的历史里有很多证据支持预言性质的梦境。仅举出这样一些例子吧：在滑铁卢战役的前夜，拿破仑（Napoleon）预见了自己的惨败；亚伯拉罕·林肯（Abraham Lincoln）在两周前就梦到了自己会被暗杀；《圣经》中约瑟（Joseph）通过法老的梦境准确预知了埃及将要面临长达 7 年的饥荒。

现代大多数人都相信梦境的预知力量。2009 年，卡内基梅隆大学的一组调查人员让数百名住在波士顿的通勤人员试想他们即将坐飞机，并且让他们对这次旅程的焦躁感进行评估。在评估前，每一名自愿进行调研的通勤人员需要对四个情景中的一个进行想象。有一组通勤人员被告知这样一个情景：政府刚刚发布了飞机上很可能出现恐怖袭击的通知；另一组通勤人员被引导去想象自己的飞机将坠毁；第三组通勤人员被告知有一架与他们同一线路的飞机刚刚坠毁；最后一组则是被要求去想象他们在飞机起飞前夜梦见了自己乘坐的飞机坠毁。你可能会认为那些通勤人员听到政府发布的警告后会感到焦虑，或者是在听闻同一线路的飞机刚刚坠毁时慌乱不已。而出人意料的是，第四组试想梦到自己的飞机坠毁的通勤人员的焦虑感最强。

　　这是真的吗？你的梦境真的能窥见未来吗？如果这是真的，那梦境的本质究竟是什么？如果这站不住脚，为什么有如此多的人的梦境会在现实中成真？为了找到这些问题的答案，我们将加入一组特立独行的调查人员，同他们一起见证睡眠科学界最为奇怪的调查研究。

感知王子

　　20 世纪 60 年代早期，一些穿着土耳其长袍、抽着大麻、无拘无束、自由发展的宗教人士开始坚信梦境是超自然力量的巨大的能量库。学习如何进入这个陌生的意识领域，善于运用内在的智慧，你将能激发令人吃惊的魔幻能量，享受到预知未来的力量。梦境的神秘与当时非常流行的人类拥有无限潜能以及迷幻探索的概念一拍即合，迅速地从一个时尚领域传递到了另一个。每一个标榜自我的嬉皮士都开始在窗户上悬挂捕梦网，在床上与世隔绝似的做着幻梦，试图将梦境中的魔力释放出来。与此同时，一些梦境科学家受这股突如其来的梦境超能力热潮的激发，决心探寻能否找到针对这些奇异言论的科学解读。

　　大多数的调查都是由一名叫蒙塔古·乌尔曼（Montague Ullman）的纽约人负责。在那个时候，乌尔曼正努力让自己变身为一名成熟的弗洛伊德理论分析家，他注意到许多患者的梦境似乎能预知未来，抑或参与了某种形式的心电感应。为之深深着迷的乌尔曼积极地与心理学家斯坦利·克里普纳（Stanley Krippner）合作，他们一同在纽约的迈蒙尼德医疗中心建立了一个"梦境实验室"。乌尔曼和克里普纳耗时 10 年，进行了一系列研究来检验梦境通灵的可能性。在一项独特的实验中，有一名志愿者（感知者）与脑电图机连接，在实验室里睡了一晚。与此同时，第二名志愿者（中介）被安置在附近的一个房间里，并被给予一张打印出来的随机挑选的艺术图片（目标）。每当脑电图机数据显示感知者正在做梦时，中介就会被要求将注意力集中在艺术图片之上。然后，在脑电图机数据显示感知者的这个梦已经结束后，感知者会被叫醒，并被要求尽量描述出梦里的每个细节。最后，一名研究员和那位感知者将会评估感知者描述的梦境与一些艺术图片的相似度，这一些艺术图片中包括了"目标"图片。为了避免可能出现在评估中的偏见，研究员和感知者都不知道哪一个艺术图片才是"目标"图片。如果目标图片与梦境相似，那么这个实验就会被认为是成功的。许多实验的数据结果都十分有意义，并暗示有一些神秘的东西在作祟。深受实验结果鼓舞的乌尔曼和克里普纳最终决定在实验室外的现实世界里展开类似的实验。睡眠科学家发现当与传奇摇滚乐队"感恩而死"合作进行这项实验时，实验成功率破了历史纪录。

成立于旧金山海湾区域的乐队"感恩而死"，在 20 世纪 60 年代占据了西海岸重口味文化的一席之地。乐队很快有了一大批"死忠"，他们喜欢向大规模吸食致幻剂的听众进行演奏。1970 年，乐队的领队吉他手——杰里·加西亚（Gerry Garcia）在一次派对上认识了克里普纳，两个人在聊天后发现双方都对大脑潜在的超能力深感兴趣，并最终酝酿了一个绝妙的计划，以进行全球最大规模的睡眠心电感应实验。

1971 年 2 月，成千上万的观众涌入纽约州的首都剧院去聆听"感恩而死"的演唱会。但是观众并不知道，他们即将参与一项通灵实验。

在演唱会中途，乐队身后展示了许多图片，与此同时乐队成员要求所有
"歌迷"把注意力集中在图片上，并用精神向整个城市传送这些图片的
信息。

　　演唱会几小时前，一名叫马尔科姆·贝桑（Malcolm Bessent）的巫
师来到了克里普纳的睡眠实验室，并准备在实验室度过这一晚。在实验
室里，研究人员数次叫醒贝森特并让他回忆自己的梦境。实验结果公布
在了《美国身心科学及医学协会杂志》上，克里普纳描述了好几处激动
人心的相似处，这些相似处出现在图片与贝森特的梦境之间。例如，其
中一幅在演奏会上展示的图片叫作《七个脊柱轮穴》，显示的是在一个沉
思的人身上，七个脊柱轮穴闪闪发光。贝森特被叫醒的时候正是歌迷在
看这张图片的时候，他说他做了一个"运用自然能量……联想到一个能
量盒和……一个脊柱"的梦。

　　在实验发生的 10 年后，乌尔曼和克里普纳相信他们的数据证实了
梦境的超自然力量。但是，当意识到这个结果颠覆了现存已知的物理法
则时，大多数主流科学家表示：一个实验室发起的一系列实验并不能说
明问题。当然，这个实验结果也是很重要的。许多调查人员模仿了这些
研究，并在不同的建筑大楼里进行实验。数年后，很多科学家发现了睡
眠的超自然现象，并试图重新得出像乌尔曼和克里普纳那样的显著结果。
事实上，一组研究人员最近就开展了一项精心设计的实验，而我也有幸
得以参与。

你是否有预知未来的
天赋?

Night School Night School

以下两项实验,能帮助你发现自己是否拥有预知未来的能力。

实验一

(1)选择任何一个国家的日报,这报纸至少要有 20 页(但现在别急着去买)。

(2)在你的床头柜上放一本睡梦日记。

(3)就寝前告诉自己:我想要梦到我选择的那份报纸里明天第 5 页将会刊出的图片或者故事。

(4)运用睡梦日记记录下你的梦境。

(5)第二天清晨,买一份报纸,翻到第 5 页。比较一下你的梦境与第 5 页上刊登出来的图文有没有相似之处。如果你在这个随意的小测试里表现平平,那你就可以在晚上安心地睡大觉了。因为你知道,你的梦预知不了未来。但是如果你的相似度高出了一般正常范围,你就可以接着进行实验二了。

实验二

(1)这项实验需要睡梦日记,一颗六面骰子,一个塑料杯,还有一位朋友。

（2）你需要再一次在床头柜上摆上一本睡梦日记。在就寝前，你将骰子放进塑料杯，把手罩在杯口，然后再摇杯子。接下来，把杯子倒扣在你的床头柜上，这样你就不会知道骰子的哪一面朝上了。

（3）就像之前的测试一样，梦醒之后你就在日记上记下你的梦。

（4）清晨，你揭开杯子看看骰子正面显示的数字。然后用下面的表格对应地找到新闻页码（不要直接用骰子上显示的数字，因为报纸的前面一些部分报道的新闻，或许可以根据前些天的报纸推测出来）。

骰子的数字　　　　　　　报纸对应的页码
1或6　　　　　　　　　　第5页
2或5　　　　　　　　　　第7页
3或4　　　　　　　　　　第9页

（5）买一份你选择的报纸然后递给你的朋友，让他们阅读你昨夜的睡梦日记，然后再对比报纸上第5、第7还有第9页上的图文。最后，让他们选择哪一页的报纸上的图文与你的梦境相似度最高。还有，不要影响他们的选择。

（6）如果你的朋友选择的页数与骰子对应的页数相符，那你就成功了，反之就表示失败。

（7）请重复实验10次。如果你成功了6次或者6次以上，说明你可能拥有过人的天赋。

假醒&梦境侦探

我能清楚地记得自己醒来时，技术人员询问是否能将贴在我脑门上的电极拿下来。我说可以，然后他开始进行工作。不一会儿，所有的电极都被取了下来，然后我坐在床上，享受着清晨的第一杯咖啡。就在那个时候，有些奇怪的事情发生了。我听到有人打开了门，研究人员走进了房间。我睁开眼睛的时候，才意识到自己刚刚经历了一个假醒的过程。现实中，我并没有坐着喝咖啡，而是无力、有一点迷糊地躺在床上。不一会儿，技术人员真的站在我的床边，并开始移除那些贴在我脑门上的电极。之后，我爬下床，穿上衣服并开始喝那杯我之前梦到的咖啡。

我刚刚是在爱丁堡大学的卡罗琳·瓦特（Caroline Watt）的实验中充当一只小白鼠，实验目的旨在探究是否能部分重现乌尔曼和克里普纳的经典实验结果。他们二者的实验在探究心里感应现象存在与否的同时，也检测了人类的梦境是否包含了未来事件的信息，而这正是瓦特的实验试图去复制验证的。

在实验的前一夜，我来到了睡眠中心，身上缠满了脑电图机的传感线，并睡在了实验室的床上。研究人员一整晚都在监测我的脑电图数据，一旦数据显示我做完了一个梦，我就会被唤醒并开始描述梦境的内容。那个晚上，我梦到自己在一个洞穴里，还梦到了一颗巨大且肿胀的科学怪人的头颅、一个葬礼，以及经历了一次奇怪的假醒。

当脑电图机传感器从我身上取下后，一名研究人员解释说她将给我看一个随机挑选的电影短片。根据"梦境能预知未来"的假说，我的梦应该与影片有诡异的相似之处。深感兴趣的我迫不及待地向前探着身子，等着研究人员开始播放影片。影片是关于一组探索者在一个地下冰穴中的探险，这样看来我的梦境和影片有一点相似之处。或许我的确有超能力，又或许我只是走了狗屎运。不管怎么说，这是一次有趣的经历。

瓦特好心安排了这次实验，让我知道心电感应的梦境实验究竟是怎么一回事。尽管我的实验结果并不是她主要的研究方向，但与她一同进行实验的志愿者相信他们或许真的拥有预知的能力。一个人不可能仅仅通过一次实验就知道自己是否拥有超能力，梦境与随机挑选的电影短片重合或许也只是巧合。但是，科学家却可以对大量志愿者进行测试，通过测试结果来寻找超能力存在的证据。

那么，瓦特的实验结果究竟如何？不幸的是，在连续不断地监测了大约 20 名志愿者数夜之后，实验并没有发现任何支持存在超能力的证据。瓦特并不是唯一一位在研究梦境的超自然能量这一课题中一无所获的研究员。

几年前我测试了"梦境侦探"——克里斯·罗宾逊（Chris Robinson）。他相信自己的梦可以用来帮助破案，扭转国家级别的灾难，而且他声称自己已经预见了多起恐怖袭击，包括双子楼的恐怖袭击和伦敦地铁的爆炸事件。

我曾将调查罗宾逊声称的能力作为心电感应节目的一部分。我们从苏格兰场的"黑暗博物馆"借到了以下这3件东西：一条曾被一名凶狠的牛奶工用来勒死顾客的围巾、一颗打死了一名正在追踪两名在逃偷车贼的警察的子弹、一只属于受害者的女鞋。我们分别将这3件东西置入不同的盒子，并且分别标上"A""B""C"。尽管罗宾逊对这3件东西和与之相关的命案都说不出什么，但他说能够从梦境中得知关于这些东西的信息。除此之外，其他两个声称自己是心电感应者的人，在摸过这些东西后竟然试图将这些犯罪神圣化。

作为对比组，节目向学生展示了这些物品，并要求他们猜测每个案件中都发生了些什么（我看过这些学生的实验结果，他们中没有人具有特殊能力）。还有一组调查人员评判他们评价的准确性，结果是那些通灵者的表现没比学生好多少。

而这就是乌尔曼和克里普纳的超自然梦境实验的致命弱点。多年后，许多研究者都无法再次重现他们令人瞩目的实验结果，因此，他们的实验被认为是古怪的而且不能证明超自然现象的存在。而这也让我们理所当然地思考这样一个问题：为什么有如此多的人声称他们能够通过梦境预知未来，但科学家再怎么努力都无法在实验室里证明这些现象？我怀疑答案是一个被称为"大数定律"的古怪理论在作祟。

每一个周六晚上，英国都会发生一些令人吃惊的事件。这种事件发生的概率是1500万比1，但就像是上了发条一样，这种事情屡见不鲜。

比如说有人中了国家彩票，尽管我们很高兴有一些陌生人凭借一点点开销就成为千万富翁，但大多数人都不会认为这是因为他们拥有超能力。原因是我们都清楚地知道，每周都有几百万人购买彩票，而且他们大多数都打了水漂。国家彩票表明了：如果有足够多的人做了不大可能的事，那么就有一小部分人还是有可能成功的。这就是"大数定律"。持怀疑态度的人争论这一理论可以解释许多关于超自然梦境的逸事报道。全世界数百万人每晚都会做梦，一些梦境偶然与未来事件相吻合也就不足为奇了。

梦的解析：新手指南

当一些睡眠科学家在研究超自然预言时，另一些则开始将他们的注意力放在那些做梦领域最为流行的理论之上。

如果你参加一个聚会，并非常蠢地告诉别人自己是一名心理学家，你总是会听到这两种回答中的一种。第一种反应，有人会说："啊，真有意思，你刚刚一直在分析我吗？"心理学家往往对此感到提心吊胆，部分原因可能在于他们即将长篇大论自己那令人艳羡的生活。第二个常见的回答与梦境有关。一旦他人认为你对大脑感兴趣，他们就会尽量详细地向你描述最近做的梦境，并不断追问你这些梦意味着什么。面对这样的情况，大多数心理学家都会摆上一张"专业的面孔"，表面上呈现极感兴趣的模样，但事实上他们只想拼命记住送他们过来的出租车公司的电话号码。

梦境包含某种形式的隐含信息的想法在大众圈子里是极其流行的。最近的一次调查显示，差不多一半的美国人都相信这个言论。但是，尽管大多数人有一个模糊的概念，知道梦的解析与西格蒙德·弗洛伊德多少有些联系，但他们大多对这个话题知之甚少。例如，这个理论从哪里萌发的？为什么梦的解析占据了弗洛伊德思维观点的中心？可能最重要的是，有没有什么能够支持这样的理论？是时候来探索这些问题并了解更多的内容了。

梦的解析的概念由来已久。

例如在公元 2 世纪，预言家阿尔米多鲁斯·达尔狄安诺斯（Artemidorus Daldianus）写了一套长达 5 卷的书，名为《梦的解析》。书的前 3 卷适合大众阅读，涵盖了各式各样的梦境（第一卷：《人体解剖与运动》；第二卷：《世间万物》；第三卷：《多种解读》），剩下的两卷书是阿尔米多鲁斯留给他儿子看的，书中描述了一系列要点，旨在帮助小阿尔米多鲁斯成为解梦之王。阿尔米多鲁斯尤其满意后两卷书，并警告儿子不要另外誊抄这些内容以防落入竞争者的手中。

在绝大多数情况下，阿尔米多鲁斯对梦的解析采取"一体适用"的方法，《梦的解析》的每一页纸都小心地对每个可能的标志、场景的意思进行了分类。但是阿尔米多鲁斯也认为应该有调整的空间，并反复叮嘱那些想要成为预言家的人应该将做梦人的年龄、性别、健康状况、社会地位、身高、人际关系、职业、习惯、兴趣及童年纳入考虑范畴。但是这么多的因素也经常会导致巨大的困惑。在《梦的解析》的一个章节中，阿尔米多鲁斯关注了一位男子的梦境，在梦中他与自己的母亲发生了性关系。阿尔米多鲁斯这样写道：

> 一个人的母亲的象征是复杂而又多种多样的，存在很多种解析……性交这个单纯的动作并不足以表示什么。但是，拥抱这个行为和各种体位暗示着不同的结果。

阿尔米多鲁斯对每一个可能的体位，都发表了冗长且详细的解析。比如说面对面的性交。如果做梦人的母亲仍然活着，而且父亲的身体健康，那么他认为做梦的人与父亲关系恶劣。如果做梦人是一名庄稼汉，那么这个梦意味着种子并没有种在合适的土壤里，而且庄稼汉还担心他的庄稼会颗粒无收。最后，如果做梦的人是位政治家，那么这个梦暗示着他会像对待他的母亲一样对待这个国家（那就是，很好地照料这个国家，并使国民感到快乐）。

阿尔米多鲁斯的巨作在那个时代获得了惊人的成功，而且在接下来的几个世纪里，都被认为是梦的解析的范本。一代又一代的解梦者翻阅着巨作的无数影印本，甚至到今天，阿尔米多鲁斯的典籍仍广为传阅着。毫无疑问，那些深受《梦的解析》鼓舞的解梦者，在这么多年里形成了自己的梦的解析体系。事实上，当你走进任何一家挂着风铃的新世纪书店，你会看到不少声称能够帮助你解析梦境、透露你内在的精神状况，或者其他关于超能力的晦涩难懂的书籍。但现代只有一个梦的解析系统享有了阿尔米多鲁斯那样的成功。这个体系诞生于 19 世纪 90 年代，它是由世界最具影响力之一的思想家所构建完成的。这一体系现已帮助人们形成了上万个精神疗法，成为无数晚宴谈论的焦点。是时候让我向大家介绍这位现代的梦的解析大师——西格蒙德·弗洛伊德了。

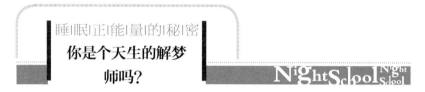

你想知道自己能否成为一名优秀的古希腊解梦师吗？我是从未想过。然而，如果你对此充满好奇，下面是一个小测试，它基于《梦的解析》书中出现的 3 个场景。看看你会如何做。

（1）一位已婚的妇女梦到与一头鳄鱼和一只猫同床而眠。你会建议她如何做？

（2）一位男士梦到自己的犬牙掉了。你会问他什么问题？

（3）一位香水销售员梦到自己的鼻子没了。请给出 3 种解读，并进行合理的解释。

答案

（1）根据阿尔米多鲁斯的解读，"鳄鱼象征着海盗、谋杀者或是一个邪恶的人。鳄鱼对待做梦者的方式，决定了代表着鳄鱼的人对待做梦者的态度"。另一方面，"猫象征着通奸者，因为它是如鸟般灵活的小偷"。因此这个梦暗示该女士确信自己的丈夫是个坏人，你应该建议她尽快离开他。

（2）《梦的解析》中认为梦见自己牙齿脱落，经常反映了对于某些与支付房屋相关费用的担忧。然而，牙齿同样可以象征财产，例如臼齿代表珍贵的物件，犬齿代表无用的垃圾，门牙暗示家居用品。因此该男子犬齿的掉落，暗示他担忧自己的债务或者是最近乱花钱了。所以你可以更深入地询问他最近是否收到了一份高额的汽油账单，或者是买了一个质量不佳的沙发。

（3）阿尔米多鲁斯就此梦境给出了3种解读。第一种解读，他认为这个梦可能象征着该男子担忧自己的事业。毕竟一位香水销售员如果丧失嗅觉，那么他将失去这份工作从此不能借此谋生。第二种解读，他可能对于人们发现他采取了一些不正当的手段而感到心虚，因为这个梦暗示他可能很在乎"丢面子"这件事。第三种解读，这位男子可能会面临死亡的威胁，因为头骨是没有鼻子的。当然，该梦境可能反映了一个完全不同的担忧，或者该梦境可以表示任何含义。所以无论你的解读是什么，都给自己一个满分吧。

寻找弗洛伊德

1856 年，西格蒙德·弗洛伊德生于奥地利，早年他就深深着迷于人类的大脑。在维也纳大学完成医学训练后，弗洛伊德开始探索方法来帮助遭受神经症和其他心理问题困扰的病患。在 19 世纪 80 年代中期，他试图验证自己的假说，但是他很难让自己的病患进入被催眠状态，最终只能放弃这个想法，并探索一种全新的心理疗法。

弗洛伊德认为绝大部分人在潜意识中深藏着对于性和侵略的强烈欲望，并且如果他们将这些想法公之于众，他们会感觉更舒服。为了证实这一观点，他发明了一种被称为"心理分析"的疗法。在心理分析过程中，治疗师试图分析出在求诊者潜意识的脑海中究竟出现了什么。一些分析可能基于求诊者日常的行为。例如，尽管弗洛伊德自己就是一个老烟枪，但是他认为吸烟的行为象征着对手淫的强烈且持续的欲望。其他时候，治疗师可能会让求诊者躺在睡椅上开始"自由联想"，描述出现在他们脑海中的思想和图像。弗洛伊德坚持不懈地尝试发明一种新的方法用于心理分析。同时他也想知道人们的梦境是否能提供强有力的帮助，以进一步认识人们潜意识下的大脑。

19 世纪 90 年代，这位伟大的精神病学家搬进了位于奥地利格林津附近的住宅，并开始研究这一问题。弗洛伊德起初的研究非常不顺利，在一封写给科学家同人的绝望的信件中，他表示："你是否认为将来某一天这间屋子里会被放置一块大理石墓碑，上面镌刻着这句话'1895 年 7 月 24 日，西格蒙德·弗洛伊德博士在这间屋子里揭开了梦的秘密'？此刻，我看不到任何希望。"

然而，弗洛伊德依旧夜以继日地开展研究工作，并在 1900 年出版了《梦的解析》，这也成为了他最著名的作品之一。他在格林津的房子在 20 世纪 60 年代被拆毁，该空地现矗立着一块石碑，由奥地利的西格蒙德·弗洛伊德社团所题。石碑上写道："1895 年 7 月 24 日，西格蒙德·弗洛伊德博士在这间屋子里揭开了梦的秘密。"

根据弗洛伊德的经典之作所言，你潜意识中的大脑就如同一位喜怒无常的 19 岁青年，他的人生里只想吃、喝和做爱。白天里，你神志清醒的大脑很好地掩饰控制了这些原始的欲望，所以一切都很正常。然而在夜晚，你的大脑将切换到休息状态，所以你无意识下的冲动开始躁动并变得狂乱。这种混乱导致了一系列难以被人接受的想法，如果不加以审核，这些想法就会反复出现在你的意识中并将你唤醒。但别担心，下面就是解决方法。为了不让你意识清醒的大脑面对这些难以接受的想法，你的大脑会聪明地将它们转为更易接受的图像和概念，并且根据弗洛伊德的观点，正是这些良性的图像和概念形成了人们梦境的基础。从这个角度来看，梦是"睡眠的护卫"，它使得你灵魂深处最原始的欲望无法从你无意识的大脑中出现，并打扰你的睡眠。

在心理分析阶段，弗洛伊德学派的医生会试图挖掘求诊者的内心欲望，医生往往会让求诊者描述他们真实的梦境（通常指梦境最"直白的内容"），随后借此来判断梦境所体现出的未获满足的需求（指"潜藏的内容"）。虽然弗洛伊德认为梦境能够反映不同种类的隐性需求，但是他的大量研究主要关注两个非常基本的需求：性和侵略。

尽管弗洛伊德探讨了许多解析梦的方法，但其中只有两种经受住了时间的考验。

第一种方法，弗洛伊德热衷于让求诊者"自由联想"，说出自己思考梦境时出现在脑海中的想法和图像，随后参考这些描述来挖掘他们潜藏的欲望。第二种方法，弗洛伊德同时也紧随阿尔米多鲁斯的步伐，相信频繁出现在梦境中的人物、物件、动物和情节都有固定的含义。绝大部分的含义通常与反直觉和性相关。例如，如果一位男性梦到自己在抽雪茄，那么根据一些弗洛伊德学派学者的观点，这表明他为自己阴茎的尺寸而担忧。如果他梦到与自己的母亲发生性行为，那么他可能爱上了自己的父亲。如果他梦见自己一边抽雪茄一边与母亲发生性行为，那么你可以笃定他与某人度过了一个糟糕的夜晚。事实上，弗洛伊德派学者认为圆形的物体通常代表阴道，几乎任何一个包括局部从整体分离出的情节都暗示了对阉割的恐惧，另外骑着马绕圈很明显地象征着强烈的性需求。虽然这种梦的象征方法受到许多心理分析师的欢迎，但是弗洛伊德自身却并不热衷于这个方法。

弗洛伊德手札中的两个例子，显示了他解析梦的方法有些主观且往往与性相关。

第一个例子：一位德国女性求诊者描述梦境时说自己的丈夫建议他们为钢琴重新调音，但是她认为不值得这样做，因为这样就需要额外修理定音锤。当女士向弗洛伊德叙述完这个梦境后，她说钢琴是个令人厌恶的旧箱子，发出的声音也令人害怕。弗洛伊德抓住了这些线索，认为在德语中箱子（kasten）的发音与胸（brustkasten）很相似，并总结认为这个梦境反映了女士深藏内心的对于青春期自己身体发育情况的担忧。他进一步分析认为该女士此时开始不满意自己的体形，潜意识中希望胸部变得更大。

在另一个例子中，一位男性求诊者梦见自己在两栋庄严的宫殿间看见一所小房子且房门都被锁上了。随后他的妻子带着他沿着街边走去，推开房门，并鼓励他走进去。这个梦境对于弗洛伊德来说简直是小菜一碟。根据这位伟大的心理分析师的理论，梦境中所涉及的人走进狭小的空间推开关闭的房门的情节几乎总是与性相关。因此弗洛伊德确信该男子的梦境反映了他想与妻子发生性行为的欲望，而那两座庄严的宫殿则代表了她的屁股。

睡|眠|正|能|量|的|秘|密

你是弗洛伊德学说的拥护者吗？

NightSchool

弗洛伊德学说里的象征通常与性密切相关，据说其中有超过 700 个意象象征着阴茎，100 多个意象代表阴道，大约 500 个意象象征性交，25 个意象与手淫相关。批评家们认为这些象征列表的产生是由于弗洛伊德学说的拥护者思想都比较肮脏。然而，这些列表也使我们得以建立一个有趣的测试，以揭示你是否天生拥有以心理分析师的角度看待这个世界的能力。

请看下表中的 10 个项目。根据许多弗洛伊德学说的拥护者的观点，当这些物品或想法出现在梦境时，他们代表了阴茎、阴道、性交或手淫。请在你所认为的意象下打"×"。

	阴茎	阴道	性交	手淫
（1）骑马				
（2）管道				
（3）口袋				
（4）气球				
（5）教堂				
（6）演奏乐器				
（7）爬下梯子				
（8）在室内奔跑				
（9）城堡				
（10）行李箱				

以下是答案。每选对一项得 1 分。

	阴茎	阴道	性交	手淫
（1）骑马			×	
（2）管道	×			
（3）口袋		×		
（4）气球	×			
（5）教堂		×		
（6）演奏乐器				×

（7）爬下梯子			×	
（8）在室内奔跑			×	
（9）城堡		×		
（10）行李箱		×		

如果你的得分在 8 分及以上，那么很显然你天生就有理解弗洛伊德学派对于人类大脑的解读能力。得分在 3—7 分，表示你能一定程度地理解弗洛伊德学派。如果你的得分少于 3 分，那么很显然你压抑自己对于生殖器、手淫和性交的想法。

弗洛伊德学派对于解梦的方法迅速引起了大规模的质疑。美国伟大的哲学家威廉·詹姆斯（William James）在 1909 年与弗洛伊德见面后，曾写道："我承认他给我留下的印象是一个意志坚定的人。我的想法丝毫不能动摇他关于梦的理论的想法，很显然'象征主义'是最危险的方法。"

在随后的 40 多年中，心理分析师与批评家之间的争论愈演愈烈，怀疑论者认为弗洛伊德解梦的方法太主观了，难以被测试验证，并且他的解读通常被认为是错误的。

来自德国精神健康研究中心的迈克尔·施莱德（Michael Schredl）进行了一项研究，他请热衷于解梦的人来评价梦的象征主义方法和非弗洛伊德方法两者之间哪一个使人受益更多。结果显示非弗洛伊德方法明显使人受益更多。其他的研究展现了弗洛伊德关于梦的解析是如何操控人们儿时的回忆的。除了解析人们的梦境之外，许多心理分析师声称自己可以通过梦境揭开那些被压抑的记忆，这些记忆往往与童年时期遭受过的灾难性事件相关。来自佛罗伦萨大学的朱利亚娜·马佐尼（Giuliana Mazzoni）进行了一项研究，她首先让100多名志愿者完成一份问卷，询问他们是否有过在公共场所迷路或被父母抛弃的经历。两周后那些表明自己从未有过这两种经历的志愿者，被要求参加一个由高级临床心理医生举办的"梦的解析"大会。会议上医生向大家解释，梦境其实潜藏着弗洛伊德式的象征义，并让志愿者描述最近的梦境。无论志愿者的梦境中的内容是什么，医生都解释说他们的描述暗示了自身压抑了一段童年艰苦岁月的记忆，比如他们曾在公共场合迷路，或被自己的父母抛弃。大约两周后志愿者们再次被询问关于他们童年时期的经历。值得注意的是，大部分志愿者表示他们确信自己确实在童年经历过医生所暗示的事情。马佐尼的研究表明弗洛伊德式的对于梦的解析虽不能揭开被压抑的记忆，但是它却能引导人们相信自己经历过本未发生的事情。

在回顾了这类研究后，来自加利福尼亚大学的睡眠科学家威廉·多姆霍夫（William Domhoff）总结认为："没有任何理由可以相信弗洛伊德对于梦境的任何一种目的和象征义的解读。"

不过这位伟大的心理分析师的想法，是否真的就是一场白日梦呢？梦是否如有些人认为的，是睡眠这杯佳酿上毫无意义的泡沫呢？通过夜以继日地研究观察全世界上千名志愿者，睡眠科学家发现弗洛伊德关于梦境拥有潜在含义的观点是正确的，但是他认为梦境的含义大多与性和暴力相关的看法是错误的。多年来，研究人员逐步形成了关于做梦的新理论。这一方法的形成历经了无数科学研究的验证，或许最为关键的是，它帮助成千上万人提高了生活质量。而这正是下一章我们将探讨的内容。

扮演弗洛伊德

虽然很少有证据能证明特定的梦境拥有固定的含义，但是人们却热衷于这一话题并经常在聚会时谈论。人们并没有将解梦这件事抛之脑后，相反，大家发现对于梦境进行深入分析是一件非常有意思的事情（尤其当你还是单身，并发现做梦者又非常迷人时）。下面是对于一些最频繁出现的梦境的一些常见的解读。每当有人表示自己有过其中的梦境时，你可以随意地使用如下的信息来"解读"他的梦境，当你给出富含深意的见解后，请一定记得告诉他你的说法没有任何科学依据。

"我正被追赶"

梦境中包含任何一种形式的追赶，都暗示了一种恐惧或威胁感。你可以询问做梦者他们是否在自己的家庭成员、朋友或同事中发现有一个人令他们感到尤为害怕。随后你就可以"如我所料"般淡定地点点头。

"我感觉自己正往下落"

这类梦境包含任何向下运动的感觉，比如在梦境中从外太空坠落到地球，从悬崖摔落，或从任何高空物体上跌落。这些梦暗示着做梦者对于社会地位、安全、金钱、工作或人际关系的下降感到深深的焦虑。

"我正御风飞行"

飞行的梦可以有很多不同的形式，包括像鸟一样在空中翱翔，或者仅仅是在地面上方飘浮。无论飞行的形式是怎样的，这些梦都暗示做梦者的日常生活中正发生一些非常积极的事情。比如他们感觉自己能很好地掌控目前重要的局面，或者他们正期待未来即将发生的事情。

"我全身赤裸地出现在公共场合"

令人感到吃惊的是，"赤裸地出现在公共场合"这一场景在梦中非常普遍。它暗示了做梦者非常担心他们的朋友、家人或同事将发现一个被隐藏的真相。

"我正艰难地面对一项考试、面试或表演"

这类梦境有不同的形式。例如，做梦者可能因为笔坏了或者看不懂问题而无法完成一项考试。此外，他们可能需要发表一些演说、完成一次采访或者表演一个小品，但是却发现观众满怀恶意、问题难以回答，或者忘记了演说的条理和内容。所有的这些梦境都暗示做梦者感觉自己并未做好充分的准备以迎接生活中一项重要的挑战。

"我的牙掉了"

牙齿掉落的场景在梦里非常普遍，而做梦者往往自尊心很低，它也可能反映了人们对于衰老的担忧。

Night
School

Night

NightSchool

School

Night

School

Night

School

Night

School

Night

School

眠
睡 量
能
正

Night School
Night
School
NightSchool Night
School
School Night Nigh
School
Night
lool

第七章

梦的疗法

我们将发现梦的秘密，认识世界上最伟大的治疗师，并探索如何在梦境中寻找问题的解决之法。

在这一章，我们将继续梦境中的旅程，发现在你的梦境里究竟出现了什么，如何利用这些奇特的夜晚经历来改善你的生活和改变世界。然而，在我们开始前，请花几分钟来解决下面的 3 个谜题。如果你想不出答案，也无须过虑。

（1）以下几个字母是一个无穷数列的开始部分。你知道这一数列后两个字母是什么吗？

O，T，T，F，F……

（2）下面数字的数列有什么规律？

8 5 4 9 1 7 6 3 2

（3）你能想出这一序列下一个字母是什么吗？（Can you work out the next letter in this sequence？）

CYWOTNLIT

非常感谢。稍后会有对谜题更多的解释。

梦境中的秘密人生

在睡眠科学家发现了做梦与快速眼动期之间具有密切关系后的几年时间内，全世界的研究者招募了数以千计的志愿者连接上脑电波机进行实验。研究者们在夜晚不停地唤醒志愿者，让他们描述出现在脑海中的思想和图像。这些早期的研究迅速地产生了对于梦境这一神秘世界许许多多令人吃惊的发现，其中就包括几乎每个人每晚会做大约 5 个梦（但人们通常认为自己的梦远少于这个数字，这是由于他们在清晨容易忘记他们的梦）。随着夜的深入，梦的时间也会变得更长（夜晚第一个梦通常只持续几分钟，但是最后一个梦的时长可以达到 40 分钟），梦发生在"真实的时间"（如果人们在进入快速眼动期 5 分钟后被唤醒，他们会描述一个大约 5 分钟的梦）。如此快的进步鼓舞着研究者们，随后他们开始将研究重心转移到梦的内容上。这些研究工作的领头人就是睡眠科学家威廉·多姆霍夫。

多姆霍夫的一生令人着迷。他生于 1936 年，大部分时间都就职于加利福尼亚大学，他在两个南辕北辙的学术领域都享有盛名。在 20 世纪 60 年代晚期，他出版了《谁统治美国》一书，这是一本极具争议的畅销书，书中认为公司和银行业统治了美国。然而，当多姆霍夫不再研究富人是如何统治美国这一问题时，他转而开始关注起梦境。多年来，他收集、分析了成千上万份关于梦的报告。他将每一份报告都当作是一幕戏剧，其中包括一系列的角色（友善的男士、彪悍的女士、性感的陌生人）、场景（房屋内、田野上、矿井里）、情节（一位男子回到家后看电视、夫妻之间吵架）。

多姆霍夫的研究揭露了许多令人感到惊讶的梦境的秘密。由于你只倾向于记住更为怪诞的梦境，所以你可能会认为夜间所有的幻想都是怪异的。事实上，大约 80% 的梦都倾向于比较普通的场景，例如工作、洗碗或遛狗。另外，多姆霍夫发现参与你夜间历险的往往是你认识的人，其中你的家庭成员占到了 20%，朋友的出现占到了一半的时间。偶尔一位名人可能会出现在你的梦中，他们通常是跑龙套的，而非扮演主角。他还发现几乎在你所有的梦境中你都是当仁不让的主演，并且绝大部分的夜间历险都是通过从第一人称的视角展开的。

多姆霍夫的研究强有力地证明了一个由睡眠科学家提出的"连续性假说"观点。根据这个理论，梦境大多是发生在我们日常生活中事情的延续。比如，如果你大多数时间待在办公室，那么你的梦境大多与办公桌相关。但是，如果你花几周时间去海滩度假，那么你的梦境会突然充斥着大海、细沙和太阳。然而，你的梦境与日常经历仍旧有所区别。无论在你清醒状态下发生何事，大约 80% 的梦境都会包含一些消极负面的情绪。事实上，你梦境中的谋杀率比世界上任何一个城市的都高，最常见的梦境中几乎都含有一种恐惧感、压力感和焦虑感。无论你是否难以通过一场测验或被人沿着大街追赶，掉落进一个马桶还是错过一趟列车，在公众面前赤身裸体抑或与僵尸大战，梦境都是消极情绪的温床。

更糟糕的是，如果你在清醒的时候感到压力很大，那么这种高度的消极情绪将会在梦中变得更加肆虐。比如，当女性正艰难地办理离婚时，她们的梦境中往往充满了焦虑、孤独和恐惧。同样，当越战老兵回家后，他们的梦境通常与愧疚和暴力相关。即使只是听说一起紧张的事件，都能触发一个充满创伤的梦境。一项研究表明"9·11恐怖袭击"造成全美做梦梦到爆炸、死亡和火灾的人数急剧增加。

出于好奇，许多睡眠科学家开始思考这一频繁发生的苦涩的梦境是否已经逐步发展成为有益之物，因为从某种角度而言，它们能使你受益。

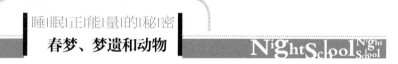

睡|眠|正|能|量|的|秘|密
春梦、梦遗和动物

许多睡眠科学家在多姆霍夫开拓性的研究基础上开始从大量细节入手，具体探究特定种类的梦境。

例如，来自德国精神健康研究中心的迈克尔·施莱德多年来分析了一位22岁男子的梦境报告，并着重关注该男子进入厕所的梦境内容。他发现该男子在梦中频繁地进出厕所，不得不使用那些肮脏的坐便器，并且排泄到一半时往往被辱骂声所打断。

其他的研究者们着重关注性行为，他们的研究表明大约三分之一的梦境内容与性相关，但其中性交只占到 10% 左右。来自香港树仁大学的余启程（Calvin Kai-Ching Yu）具体研究了男性的性梦。在他经典的《性梦、梦遗和夜晚的故事》一文中，研究表明 5.2% 的男性在梦中曾亲吻过怪物，3.4% 的男性曾与动物进行过前戏，1.7% 的男性曾与一种"物体、植物或岩石"发生过性关系。曾有消息称，10.3% 的男性曾梦见与母亲发生性行为，6.9% 的男性梦见与自己的姐姐享受过鱼水之欢。

最后，睡眠科学家罗伯特·冯·德·卡斯尔（Robert Van de Castle）开始关注我们的好友——所有拥有四肢的动物。卡斯尔收集了上百份梦的报告，并将它们归为四类：不包含动物的梦境、动物和人数量相同的梦境、人比动物多的梦境、动物比人多的梦境。卡斯尔着重寻找内容较有侵略性、暴力的梦境。他发现在没有动物出现的梦境中，大约 45% 的梦境含有暴力成分。然而，一旦有动物出现，这一比例就上升到吓人的 60%。如果梦境中动物比人多，那么在梦境中就有惊人的 80% 的概率出现攻击性的行为。他同时发现，在梦中，动物攻击人的概率是它们与人友善的 20 多倍。简而言之，如果有动物出现在你的梦中，赶紧逃吧。

24 小时的萎缩

你做梦时的意识，为何那么迷恋令人担惊受怕的思想和图像呢？苦思冥想后，许多睡眠科学家推断说这些负面的情境并不是为了使你受惊吓，相反，它们是帮助你更好地应对日常生活中的担心和忧愁。"梦境是夜间的治疗师"这一理论开始不断地涌现。一些研究人员注意到负面的事件反复被经历后就会失去对人情感上的影响。因此他们推论梦见这些艰难的人生历程，可能会减轻人的痛苦。其余研究者认为梦境通过反复再现过去的记忆，激起相似的情感以帮助人们更好地应对现实生活中的问题。无论确切的解释究竟如何，这都是一个有趣的理论，而研究者们也很快开始测试这一想法。

在一项研究中，志愿者最初观看了一部令人不快的影片，影片里有许多血腥的解剖场景。随后他们被随机分为两组，在睡眠实验室中度过一晚。其中一组志愿者每当开始做梦时都会被唤醒，而另一组志愿者会在没有做梦的时候被唤醒相同的次数。结果就是，所有志愿者睡眠的时间都相同，但是其中一组志愿者失去了做梦的机会。第二天清晨，所有的志愿者再次观看了解剖的影片，并被询问各自焦虑的程度。根据"梦境是夜间的治疗师"这一理论，在夜间获得做梦机会的志愿者，可以借此有效地处理由第一次观看电影所造成的焦虑感，这样在第二次观看时就不会感到非常压抑和焦躁了。而这也同研究人员的发现相吻合。

受到这些发现的鼓舞，来自拉什大学医学中心的睡眠科学家罗莎琳德·卡特赖特打算对"梦境是夜间的治疗师"这一理论进行一项完全不同类型的测试。当人们参加了许多心理疗程后，会随着时间的流逝变得越来越放松。卡特赖特推断如果这个现象同样适用于人们与"夜间治疗师"的相处，那么最晚出现的梦境应该比最早出现的更积极。为了确定情况是否如此，卡特赖特邀请一组志愿者来到她的睡眠实验室，选择不同的时间将他们从快速眼动期中唤醒，并询问他们觉得梦境给自身带来的焦虑程度如何。不出所料，末尾出现的梦境远比先前的梦境积极向上。到目前为止一切良好，但是这一理论在更现实的情境中是否经得起推敲？罗莎琳德·卡特赖特决定对一组患有抑郁症的离婚女性深入开展研究工作。在实验伊始，卡特赖特邀请志愿者们在她的实验室中度过几天。研究人员不断地在女士们刚刚做完梦后唤醒她们，并请她们描述之前出现在脑海中的事物，之后，每一份报告都被仔细地研究分析。研究人员将梦境的情绪化程度进行排序，并将梦境中是否出现前夫进行分类。一年后，研究人员再次与志愿者取得联系，以探究她们是否仍处于抑郁状态。最后，研究人员仔细查看了志愿者们最开始时的梦境报告，想分析已经痊愈和仍有抑郁症的患者之间的报告有何不同。结果非常明显。正如"梦境是夜间的治疗师"这一理论所预测的，那些在初始梦境中常常充满关于感情和出现前夫的志愿者，更容易从抑郁状态中恢复。不幸的是，这并不意味着尽可能地做梦就能帮助减轻抑郁症状，因为正如生活中的多数案例一样，事情往往会变得过犹不及。

这类研究的结果再次表明，睡眠对于人们缓解日常生活中的压力扮演着非常重要的角色，这也再次验证了"梦境是夜间的治疗师"这一理论。许多睡眠科学家在这一全新且令人激动的做梦理论的支持下，开始进一步探索这一理论如何被用来帮助改善人们清醒状态下的生活。

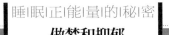

睡|眠|正|能|量|的|秘|密
做梦和抑郁

在第一章中，我们发现了深层睡眠几乎是快速眼动期的对立面。在快速眼动期，你几乎处于清醒状态，你的大脑也极度活跃；而在深层睡眠下，你远离尘世纷扰，你的大脑也几乎处于休眠状态。两个阶段的作用有所不同，快速眼动期帮助你更好地应对忧虑，而深层睡眠则帮助你的大脑和身体恢复并积蓄能量。因此，一些研究者认为在夜间这两个阶段所占据的时间应有所平衡。将夜晚长时间用于深层睡眠，虽然会使你第二天感到体力充沛，但是也会使你变得更纠结于心中烦恼之事。相反，如果将夜晚长时间用于做梦，你虽将能更好地处理埋藏在心里的琐事，但你会相对地缺乏体力。

那些被诊断患有严重抑郁症的患者，往往很难安睡到天明。即使他们睡眠充足，也常常会感觉白天精神萎靡。科学家们想知道这是否归咎于他们的大脑太长时间处于快速眼动期，为了处理清醒状态下所产生的压力而使得进入深层睡眠的时间过少。为了验证情况是否如此，研究人员邀请了患有抑郁症的志愿者来到睡眠实验室，监控他们的大脑活动。结果强有力地证实了这一理论。常人一般在入睡后 90 分钟左右开始做第一个梦，梦的时长大致为 10 分钟。但这些抑郁症患者倾向于在入睡后 40 分钟就开始做梦，且梦的时长可达 20 分钟。这一趋势在夜间不断延续，他们的梦境比常人更长且更频繁。结果就导致他们进入深层睡眠的时间急剧减少，所以第二天清醒后会感觉异常疲倦。

根据"花太多时间在快速眼动期会剥夺你的精力"这一理论，减少抑郁症患者与"夜间治疗师"的会面，应该能有助于改善他们的睡眠情况。来自埃默里大学的杰拉尔德·沃格尔（Gerald Vogel）认为这很可能就是问题的根结所在。沃格尔邀请了精神病院的抑郁症患者来到自己的睡眠实验室。研究团队将患者随机分为两组，并整晚监控他们的脑电波。其中一组患者每当开始做梦时会被唤醒，而另一组志愿者会在没有做梦的时候被唤醒相同的次数。结果就是，所有志愿者睡眠的时间都相同，但是其中一组失去了做梦的机会。这并不容易操作。阻止人做梦会快速产生回弹效应，导致患者再次入睡后会快速开始做梦。然而沃格尔没有放弃，并最终成功研发了睡眠计划表。在这份计划表中，患者在前6晚最多被唤醒30次，之后在第7晚让其正常入睡。仅仅3周过后，一半的睡眠不足的患者被认为状态恢复良好，能告别精神病院了。相反，在做梦期间外被唤醒的患者，情况没有得到明显的改善。

不幸的是，沃格尔创新的疗法是非常难实现的，如果有可能的话，也难以长期实施。然而，许多抗抑郁剂能减少人们每晚进入做梦的时间（同时增加梦境的生动性），这使得许多研究者总结认为这可能是这些药物有效的原因所在。

释梦疗法

在20世纪60年代，睡眠科学家威廉·德门特（William Dement）每天抽两包烟，渐渐地患上了胸咳，咳嗽中多带痰。有一天，他咳嗽后发现手帕上有着斑斑血迹。深感担忧的德门特去往家庭医生的办公处，不久之后就立即赶往医院拍X光片。第二天，他再次来到医生的办公室，焦虑地看着照射着他体检报告的灯箱。X光片清晰地显示了他的两个肺都有癌变，此刻德门特意识到自己正与死神在赛跑，他显得心烦意乱。尽管早就知道抽烟会导致健康危机的出现，但他依旧忽视了这些警告，现在他为此付出了代价。就在那时他从梦中清醒了过来。现实生活中，德门特确实是一个老烟枪，但是血液、X 光片和检验报告都是虚假的。然而，这个梦对他的生活起到了非常重大的影响。由于担心这个梦境预示着未来可能发生的情况，德门特立即开始戒烟，并自此再也没有碰过它。

受到这类故事的鼓舞，研究人员急切地想知道人们是否能通过进一步观察自己的梦境，更好地理解他们假想中的"夜间治疗师"所关注的问题，从而使自己受益。同弗洛伊德一样，这些研究者认为人们的梦境确实含有一定的深意。然而，与那位热爱抽雪茄的心理分析师不同，他们并不认同梦境通常反映了人无意识中对性的渴望、一些梦境意象具有特定的含义、解析梦境也需要多年的训练等这些观点。相反，他们基于一些睡眠科学的发现来开展自身的研究工作，认为梦境反映了人每天关注的事物，梦境中意象的含义因人而异，此外他们认为解读梦境可以非常简单和快速。

或许最被广泛用来帮助人们与自己的"夜间治疗师"沟通的方法，是由克拉拉·希尔（Clara Hill）发明的。这个简单的方法由三个步骤组成。第一步，心理治疗师会帮助求诊者尽可能详细地描述最近一个特别难忘的梦境。第二步，他们会鼓励求诊者思考如何将梦境与他们现实生活中的事情相联系。最后，心理分析师和求诊者会共同努力，探索梦境中的暗示对于现实生活的启示。希尔方法的有效性在许多研究中都得到了验证。例如，在一项实验中，希尔招募了一批身患各种心理问题的志愿者，并将他们随机分为两组。每组志愿者都开展相同的心理疗法，但是其中有一组同时开展希尔的释梦疗法。与那些仅仅进行心理疗法的志愿者相比，参与梦境治疗的志愿者表示他们接受的治疗更有趣、有效且更受启发。许多额外的研究也表明释梦疗法确实能帮助人们更好地处理一系列心理问题，其中包括自尊心过低、人际关系差和抑郁等问题。

释梦疗法

睡I眠I正I能I量I的I秘I密

与你的"夜间治疗师"进行一次约会并不困难。事实上，你所要做的只是完成以下 3 个步骤 *。

（1）探索
发生了什么？

尽可能详细地描述你的梦境。记叙时请用第一人称（"我记得自己处于电梯中……"），并可以随意增添一些图画或图形。不要忧心于如何表达梦境给你的感受，因为在这一阶段只要记录下发生的事情即可。你或许会发现将梦境想象成一部电影这一方法非常有用，用本子记录下主要涉及的参演人员、背景和情节。当你写完这些描述，请想象你的梦境最终真的被拍成了电影——电影的名字叫什么呢？

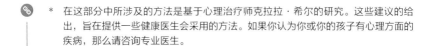

* 在这部分中所涉及的方法是基于心理治疗师克拉拉·希尔的研究。这些建议的给出，旨在提供一些健康医生会采用的方法。如果你认为你或你的孩子有心理方面的疾病，那么请咨询专业医生。

例子

　　我记得自己在上升的电梯中。突然电梯停了，电梯门也打开了。外面站着一条巨龙，它迫不及待地想进来，但显然电梯内没有足够的空间能同时容纳下我和它，所以我试着关上电梯门。然而，每当门准备关上时，巨龙总将爪子伸进来，而门就又一次被打开。这个过程重复了好一会儿。我会将我的电影命名为《巨龙电梯》。

你的梦境让你感觉如何？

　　现在让我们来探讨梦境感性的一面吧。你在做梦的时候感觉如何？或许你会发现如下的情感列表能帮助你回答这个问题，请选出以下能描述你情感的词语。

　　索取、混乱、惊讶、敬畏、好奇、喜悦、悲伤、搞笑、快乐、勇气、骄傲、恐惧、愤怒、挫败、胆小、卑怯、遗憾、谦虚、羞耻、分离、勇敢、耐心、放松、压力、忌妒、紧张、安全、爱、仇恨、绝望、困惑

例子

　　身处巨龙梦境的我感到非常挫败和愤怒。巨龙没有任何权利挤进电梯，但是它却一次次地企图进来。

联想

　　你的梦境是否与你现实生活中的事情相关联呢？或者它是否与你目

前一直思考的事情相关呢？又或是与你之前的经历相关？最近发生的事情是否在你的梦中出现？

例子

我不是很确定。梦发生在办公室的电梯内，我最近一直工作不顺。在梦境发生的前几天我的上司对我的表现非常不满意。

（2）启示

让我们来假设你的梦境具有一定的含义。那么究竟有什么信息潜藏在你的梦境中呢？或许你可以思考下这个梦境是否暗示了你的生活、事业、个性或人际关系方面的一些情况。

例子

我认为这个梦境与我的事业相关。巨龙代表了我的上司。电梯象征着我即将被升职。我觉得我的上司或许正想尽一切办法不让我升职。我怀疑他知道今年只有少数的升职机会，而他自己想要成为其中一员。这就是为什么他不停地试图进入电梯，也同时解释了他为何一直阻止我向上升。

（3）行动

请想象你可以随意改动自己的梦境。你会改哪些呢？例如，这个梦还可以怎样结束呢？还有谁能参与其中？请想象你新的梦境将被拍成电影——你会称之为什么？尽可能地发挥你的创造力吧。最后，改进版的梦境对你的现实生活有何启示？

例子

我希望自己有足够的力气将巨龙推出电梯并按下"上升"按键。随后在我理想的梦境中我希望自己能到达顶层，走出电梯来到的是一个风景这边独好的办公室，职员们正齐心完成一项富有创意的项目。我会将我全新的梦境命名为《战胜巨龙》。我猜想这个梦境暗示我需要与上司尽力周旋，我可能对于现有的职位感到不满意。我一直都心怀抱负，或许现在正是我迈出这一步努力往上升的好机会。

希尔的方法被证明是非常有效的，但是它同时需要大量的时间去实施。来自安大略省川特大学的心理学家和治疗师特雷莎·德西克（Teresa DeCicco）想出了一种类似但却更为简单的方法，受到许多喜欢快速见效的人的追捧。这个方法被称为"讲故事法"，主要分为几个步骤：首先辨别出你梦境中的主要元素，随后思考这些元素对应的词语，最后用这些词联想并形成一个故事，并将这个故事与你的现实生活相联系。德西克的方法同样经过了大量的测试，证明确实能帮助人们对自己的人生获得明显的启示。

尽管这些基于科学的解析梦的方法确实令人感到激动，但是当提及梦境的力量，这些也仅仅是冰山一角。你的"夜间治疗师"不仅能帮助你认清生活中的问题，它同时也能帮助你找到更新颖的方法来解决问题。

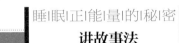

讲故事法

如果你想尝试找出你的梦境是如何与自己的生活相关联的，那么你可以学习讲故事法 *。它由以下 6 个步骤组成：

（1）请尽可能详细地记录下你的梦境。试着按照顺序写下一些短语。

<blockquote>

我在电梯里

有头巨龙试图进入电梯

巨龙用它的爪子阻止电梯门合上

</blockquote>

（2）在你认为重要的字词或短语下画线标示。

<blockquote>

我在<u>电梯</u>里

有头<u>巨龙</u>试图进入电梯

巨龙用它的爪子<u>阻止电梯门合上</u>

</blockquote>

（3）制作两列图表，一列最上方写上"列表 A"，另一列最上方写上"列表 B"。将你在步骤（2）中标示的字词或短语罗列在列表 A 中。

---

* 　这些练习的给出，旨在提供一些健康医生会采用的方法。如果你认为你或你的孩子有心理方面的疾病，那么请咨询专业医生。

列表A	列表B
电梯	
巨龙	
阻止电梯门合上	

（4）请依次对应列表 A 中的内容写下一到两个最先想到的相关联想，并将之写到列表 B 中。

列表A	列表B
电梯	向上
巨龙	力量
阻止电梯门合上	阻碍

（5）请用列表 B 中的词语编写一个简单的小故事。请按照列表中词语出现的顺序进行创造，并确保这个故事的内容是有意义的。

我想要向上走，但是一头充满力量的巨龙阻碍了我前行的脚步。

（6）仔细阅读自己的小故事。它是否在一定程度上与你生活的某个方面相关联？若确实如此，它是否在这方面给了你启迪？如果是，请写下你收获的启示，并说明它是如何与你的生活相关联的。

我试图在工作中获得升职的机会，但我认为我的上司一直阻碍我的脚步。我日思夜想，决定现在该是我采取行动改变这种局面的时候了。

找出你梦境中的解决方法

20 世纪 70 年代，来自斯坦福大学的睡眠科学家威廉·德门特观察发现，梦境往往代表了一种奇异的横向思维方式，大脑在其中得以通过许多新颖的角度来尝试解决问题。为了验证自己的观点，德门特招募了500 名志愿者，给他们看了之前你看见的谜题。这些谜题是精挑细选的，因为它们乍看上去非常有迷惑性，但是一旦你发现正确的思路，那么方法就变得非常清晰。

他在早晨给一半的志愿者看这些谜题，并让他们在晚上找出解决方法。而另一半的志愿者则在睡前阅读了这些谜题，并被要求在第二天清晨给出答案。根据德门特的理论，入睡前思考谜题的一组志愿者的表现，应优于白天试图解答谜题的志愿者——正如所预料的一样，带着谜题进入梦乡的志愿者的得分显然更高。

除此之外，许多志愿者的梦境都与谜题相关。例如，第一个问题是找出"O，T，T，F，F……"这一数列后的字母是什么。有一名志愿者描述在梦境中他是如何在美术馆中数画的。一切都很顺利，但是第六和第七幅画被拿走了画框。醒来后他就意识到这个数列的顺序源于"One""Two""Three"的首字母，而之后的字母就应该与"Six"和"Seven"相关。

如果你还没有解出谜题，那么在第二题中的数字则对应了英文字母表的顺序（"E"对应"Eight"，"F"对应"Five"和"Four"，

依此类推），而最后一个谜题的前 9 个英文字母对应了括号中的那句
"Can you work out the next letter in this sequence?" 所以下一个
字母就应该是 "S"。

来自加利福尼亚雷丁学术研究中心的格雷戈里·怀特（Gregory
White）紧随其后开展了一项课题，研究这一效果的产生是否源自于放松
的状态。怀特让一组志愿者最多写下 8 个"适度烦恼"的个人问题。部
分志愿者随后被要求通过梦境或放松锻炼的方式来探索解决这些问题的
方法。志愿者们连续坚持了 10 天这样的安排，记录下他们寻找解决方法
的进度和自己的困苦的程度。与采取放松锻炼的志愿者相比，那些选择
在梦中寻求方法的志愿者解决了更多的问题，并反映自身处于较低的压
力烦恼程度。

来自加利福尼亚大学圣地亚哥分校的丹尼斯·蔡（Denise Cai）进
行了另一项研究，结果表明帮助人解决问题的是做梦这一环节，而非睡
眠本身。在他的研究中，志愿者被给予了一系列的需要创造性思维才能
解决的谜题，随后他们被要求躺下休息 1 小时。有些志愿者在放松休息，
而另一些则进入睡眠状态。在入睡的志愿者中，有些做了梦，有些则没
有。1 小时之后，每个人再次阅读了谜题，而结果显示只有那些做了梦的
志愿者解决了更多的谜题。

同样，来自加利福尼亚大学的萨拉·梅德尼克的一项研究表明，即
使是几分钟的睡梦，也能对人们解决问题的能力产生巨大的影响。梅德
尼克首先测试了志愿者的创造性解题能力，他通过向志愿者们展示一组

3 个看似无关的词语（"大象""失效""生动"），并让他们联想第四个与之相关的词语（"记忆"）来进行这一测试。随后志愿者被随机分为 3 组。第一组安静地坐在椅子上，第二组小憩 60 分钟，而第三组则得到奢侈的 90 分钟的小睡。因为睡眠周期是 90 分钟，所以只有第三组的志愿者能得到做梦的机会。最后，再一次测试志愿者们创造性的解题能力。结果显示只有那些小睡 90 分钟的志愿者在测试中取得了更好的分数。

大量的逸事，同样暗示了梦境中能解决问题这一事实可以帮助人们寻找到生活中重大难题的处理之法。现在，让我们来看一个例子，瞧瞧梦境是如何帮助企业家凯莉·埃利斯（Kally Ellis）改变了她的人生的。1990 年，埃利斯从事了一项自己很厌恶的工作，并刚刚与交往很久的男友分手了。一天晚上，埃利斯做了个梦，梦中她看见自己正经营一家时尚的花店，店中展示的都是自己喜欢的花束，而且她收到了来自全球的订单。她醒来后感觉十分开心，意识到自己的梦境蕴含着重要的信息。尽管当时正处于经济萧条期，而且自己对于花卉业缺乏相关的经验，埃利斯仍义无反顾地递交了辞职报告，在伦敦的肖尔迪奇区开了一家花店。经过 4 年多的努力，她得到了一笔大订单，为选美大赛供应花卉。从此她的生意越做越好。现在她已经成为奥斯卡金像奖、戛纳电影节和许多伦敦顶级酒店的花卉供应商。

埃利斯不是唯一一个受梦境影响的人。几年前，我曾询问过大众，梦境是否改变过他们的人生，如果有，请具体描述。上百人寄来了改变他们一生的梦境描述。其中有一位女士描述了她曾经非常肥胖，但在梦中她看到了一个全新的自己，这个她定期去健身房并且能拒绝甜品的诱惑。

梦境中苗条的自己给这位女士留下了深刻的印象，所以她决定采取更加健康的生活方式并成功减重。在另一个例子中，一位男士描述了在自己的梦中他成为了一位好父亲。梦境中他决定少在办公室工作几小时，将更多的时间用来陪伴亲人。结果，他和他的家庭都变得更为快乐。男士清醒后来到公司申请了一个兼职的岗位。

德门特的研究和这类经历，都暗示了你的"夜间治疗师"不仅能帮助你意识到自己的关注和忧虑，而且它还能帮助你寻找到新颖的解决问题之法。哈佛大学的睡眠专家戴德丽·巴雷特（Deidre Barret）决定进一步研究是否能劝说人们的"夜间治疗师"来解决一个特定的现实生活中的问题。

巴雷特组织了一群志愿者，他们正面临一个人生的重要抉择，比如一个职业变动或关系转变的问题。随后她请志愿者在入睡前大致写下各自的问题。每天清晨，志愿者都被要求回答他们的梦境是否帮助他们解决了这一难题。大约50%的志愿者梦见了自己的问题，其中70%的人表明在梦中寻找到了解决之法。

比如，一位名叫玛丽的年轻女士获得了两个求学的机会，一个是临床心理学，一个是工业心理学，这使她难以抉择。在梦中，玛丽看到正当自己从美国地图上翱翔而过时，飞行员宣布飞机的引擎出了故障，现急需迫降。玛丽建议降落在马萨诸塞州，但是飞行员认为这太危险了，飞机需要往西再飞行一段。玛丽醒来后思考了这个梦境。临床心理学课程在她的家乡马萨诸塞州，而工业心理学课程则在加利福尼亚。玛丽意识到在内心深处她并不想离家太近，所以离家发展是正确的决定。

在另一个例子中，一位名叫弗兰克的年轻男子试图决定自己是否要重新回归当地的垒球队。弗兰克担心训练会使他无心学习。作为妥协，他决定只作为一名观众来观看比赛。在研究中，弗兰克反复地梦见自己站在许多飘浮在空中的帐篷前，笨拙地盯着每个帐篷，想看清里面发生的事情。这些梦境让弗兰克感觉非常难受，并让他记起那句"一个观望者远非行动者"。这句话对弗兰克而言有着极为消极的隐喻。最后弗兰克觉得仅仅当一名垒球观众并不能让自己开心。在研究结束的一周后，弗兰克重新加入了垒球队。

这个研究表明，让你的"夜间治疗师"关注特定的问题这一想法是可行的。随后在整晚的时间中，"他们"会从不同的角度思考这一问题，如果一切顺利，你将在梦境中看到努力后的丰硕果实。这一简单的过程，能根本性地提升人们的生活质量。事实上，它甚至能改变世界。

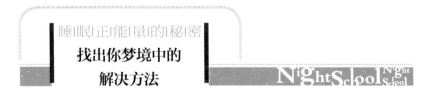

睡|眠|正|能|量|的|秘|密

找出你梦境中的
解决方法

Night School

你是否想通过梦境来帮助自己解决一个问题？尝试以下的方法吧 *。

 * 这个练习的给出，旨在提供一些健康医生会采用的方法。如果你认为你或你的孩子有心理方面的疾病，那么请咨询专业医生。

· 拿出一支笔、一张纸和一个手电筒放在床头柜上。

· 在入睡前，简要地在纸上写下你的问题。如果可能的话，试着找出一些与问题相关联的物件，并将它们放在柜子上。例如，如果你试着解决一个工作上的问题，你可以试着将放有相关资料的文件夹放在柜子上。如果你想试着解决一个难以处理的人际关系，你可以考虑将你的结婚戒指放在那儿。

· 当你躺在床上后，想象自己正做梦思考这一问题，梦里你在清醒后将问题的解决方法写在了纸上。

· 当自己快入睡时，从精神层面告诉自己你希望能梦见这一问题，并得出可能的解决方法。

· 如果你在夜晚从梦中醒来，请在纸上快速记下梦境的大致内容。你可以从精神上邀请更多的梦境并再次入睡。

· 当你清晨醒来后，起床前请在床上安静地躺几分钟。你能记起任何一个梦境吗？如果能，请记录下主旨，并在脑海中想象这些内容。

· 一周以后，回顾你的梦境、梦境中主要出现的话题和意象。有没有一个梦境尤为有用和发人深省？

棕精灵之家

1850 年，罗伯特·路易斯·斯蒂文森（Robert Louis Stevenson）生于爱丁堡。他写了许多深受欢迎的书，其中包括《金银岛》《化身博士》和《绑架》。斯蒂文森一生都着迷于睡眠和做梦。在儿童时期，这位伟大的小说家就频繁地经历夜惊现象。到了青年期，他非常享受那些生动的梦境，比如在远离尘嚣的地方进行梦幻般的历险。随着时间的推移，斯蒂文森意识到他经常能在夜晚经历完整的梦境，甚至在随后的几晚能回到相同的梦境中，并经历不同的结局。最终，他训练自己能够成功记住梦境，并将之作为他许多小说情节的基础。

斯蒂文森在晚年曾将这些经历写在了《梦的篇章》这一非凡的文章里。他认为梦境就好像"大脑中的小型剧院，整晚都在灯火通明地播放剧目"。他自己的夜间剧院里充满了"小矮人"演员，他将之称为"棕精灵"。随着时间的流逝，斯蒂文森想象中的演员们开始演出剧目，而这也成为他许多小说的原型。在这场以棕精灵为原型的头脑风暴中，最有名的例子就是为他最著名的小说《化身博士》提供了灵感源泉。

斯蒂文森曾在花费数天时间试图找到新小说合适的情节无果后，最终决定向他挚爱的棕精灵们寻求帮助。入睡几小时后他就进入了梦乡，并发现自己正目睹一个好人受到犯罪的诱惑。痛苦异常的主角服食了某种粉末或药剂后化身为邪恶之人。就在那时，斯蒂文森在梦中大声尖叫，他的妻子立即将其唤醒。伟大的小说家非常沮丧，他宣称梦见了一个"出色的幽灵故事"，但是现在他却忘记了情节。然而，尽管他被迫突然从棕精灵的表演中被拉出来，但斯蒂文森依旧在几天的时间内完成了这部著名的小说。

创造性地使用梦境，最终成为斯蒂文森小说必不可少的一部分，这位伟大的小说家曾写道："当我躺下准备入睡时，我不再寻求娱乐消遣，只为寻找能出版能赢利的故事。"在他的最后一篇文章中，斯蒂文森解释说自己并不完全理解这一神秘的过程（"他们究竟是谁？我的棕精灵，他们在我入睡后完成了我的另一半创作"），但是他说自己注意到往往在银行给自己寄来恐怖的欠账单后，他的棕精灵就开始行动了。

另一位伟大的苏格兰作家，沃尔特·司各特爵士（Sir Walter Scott）也依靠类似的方法写作。他曾写道："当我在写小说时，克服棘手问题的方法就是，我一睁眼渴望已久的想法就扑面而来。这与我迷惘时的情况非常类似，我总是对自己说：'没关系，我们明天早上 7 点钟就能想到它。'"

斯蒂文森和司各特远不是唯一在梦境中发现灵感的作家。例如，在 1797 年的某个午后，塞缪尔·泰勒·柯勒律治（Samuel Taylor Coleridge）入睡时梦到了一首大约 200 行的新诗歌。当柯勒律治清醒后他兴奋地将这些诗句快速写下，但中途不幸被一名访客打断。当访客离开后，柯勒律治再也记不起睡梦中他创作的最后几行诗句，这也就致使他最著名的诗歌《忽必烈汗》处于未完待续的状态。近年来，恐怖小说家斯蒂芬·金（Stephen King）向大众披露了许多自己小说中的情节是

如何从梦境中获得灵感的。例如，他的第一本畅销书《危情十日》。在 20
世纪 80 年代初期，金在飞行途中睡着了，他梦见一位作家被患有精神疾
病的狂热粉丝给监禁了。金醒来后立即在航班提供的纸巾上记录下一些
要点。第二天夜间他就开始创作这本经典的小说。

其余从梦境中得到灵感的小说还包括玛丽·雪莱的《弗兰肯斯坦》、
夏洛蒂·勃朗特（Charlotte Bronte）的《简·爱》和斯蒂芬妮·梅尔
（Stephanie Meyer）的《暮光之城》三部曲。

这种由梦境激发灵感的事例并不局限于作家行列。事实上，许多
音乐家在睡梦中创作了他们最佳的音乐作品。例如，18 世纪意大利
巴洛克时期的作曲家朱塞佩·塔蒂尼（Giuseppe Tartini）梦见自己
将灵魂卖给了恶魔，醒来后他创作了著名的《魔鬼的颤音》奏鸣曲。
几个世纪之后，类似的激发灵感的梦境帮助保罗·麦卡特尼（Paul
McCartney）创作出一首乐曲，同时也是甲壳虫乐队最负盛名的乐曲
之一。1965 年 5 月，麦卡特尼与母亲居住在伦敦。一天早晨他醒来后
发现歌曲《昨天》的旋律一直在脑海中徘徊不去，但他又坚信自己在
睡梦中从未创作过这首曲子。在将这首曲子给好几个成员演奏之后，
麦卡特尼渐渐意识到这是他自己的原创，并开始为这首曲子谱写歌词。
在尝试了几种选择后，他最终定下了与他父亲之死相关的歌词内容，
并创作出了这一经典歌曲。

类似的还有许多运动员在梦境中改变了体育项目的面貌。世界著名

的高尔夫选手杰克·尼克劳斯（Jack Nicklaus）曾梦见自己以一种全新的方式来握杆。第二天他尝试了这种握杆方式并取得了成功。重量级拳击冠军弗洛伊德·帕特森（Floyd Patterson）在梦境中发明了新的击打方式，并在拳击比赛中尝试了这一方式。世界级的杂技演员蒂托·高纳（Tito Gaona）描述了自己在入睡后梦到了新的动作和移动路线，并且在第二天重新改造了它们。

化学家德米特里·门捷列夫（Dmitri Mendeleev）在梦境中创造了元素周期表。梦中他将这些元素想象成音符，元素如同音符互相关联形成一个大乐章。类似的还有发现了苯的环形结构的化学家奥古斯特·凯库勒（August Kekule）。他在梦境中看见一条蛇咬住自己的尾巴，此时他突然意识到这个难以捉摸的苯分子是由碳原子首尾相连环绕形成的。

在上个世纪之交，印度数学天才斯里尼瓦瑟·拉马努金(Srinivasa Ramanujan)与剑桥学者戈弗雷·哈代（Godfrey Hardy）合作在数论方面取得了一系列的突破。拉马努金经常从梦境中得到灵感，他声称印度女神娜玛奇利（Namagiri）在夜间会频繁地造访自己并向他传授公式。同一时期，德国药理学家奥托·勒韦（Otto Loewi）梦见该如何具体操作一项实验，以揭示神经冲动是如何在体内运转的。勒韦的实验为他的研究工作打下了坚实的基础，并最终使他获得了诺贝尔奖，被世人称为"神经科学之父"。

梦境同时也对许多发明起到关键性的作用。19 世纪 40 年代，伊莱亚斯·豪（Elias Howe）在梦境中看到矛的前端有着小孔，他意识到在针的前端开一个小孔能避免线头穿入衣服后难以抓住，凭借这一灵感他发明了第一台缝纫机。近年来，哈佛大学的电机工程师保罗·霍洛维茨（Paul Horowitz）描述了自己是如何经常依赖梦境来设计射电望远镜的。在梦中，霍洛维茨看见一位男子正在研究现实生活中他自己所遇到的相同问题，在梦境中的这位神秘男子总能想到解决方法。

如果梦境对艺术和科学都有激发灵感的功效，那么我们就不难理解法国象征主义诗人圣‐波尔·鲁（Saint‐PolRoux）将写有"诗人在创作"的标志挂在卧室门前的行为，以及作家约翰·斯坦贝克（John Steinbeck）将梦境中的突破性创作归因于"睡眠委员会"的力量。

在这节课上我们发现了关于做梦的惊人的科学事实。每晚你的梦境扮演着"夜间治疗师"的角色，帮助你认清现实生活中的困扰，并尽量提供新颖的解决问题的方法。多年来，这些"治疗师"夜复一夜地工作，帮助了数百万人，为难以计数的作家、音乐家和科学家提供灵感的源泉。或许这些研究最令人感到激动的一面是：只要人们学习简单的以梦境为主导的方法，那么充分利用你的"夜间治疗师"这一想法将成为可能。梦境远不是睡眠这杯佳酿上毫无意义的泡沫*。事实上，梦境具有提升你的生活质量，甚至是改变世界的能力。

---

*　西格蒙德·弗洛伊德是第一位用"梦境如同泡沫"这一词语（"traume sind schaume"）来描述那些认为梦境根本毫无意义的理论的心理学家。

睡|眠|正|能|量|的|秘|密
睡前故事的神秘
科学

NightSchool Night School

自古以来，父母会给孩子们阅读睡前故事。这些故事使父母得以与孩子们共度美好时光，帮助他们提升语言能力，并温和地帮助他们更好地进入睡眠。但这些故事是否还有其他重要的功能呢？在做梦的时候，处于无意识中的大脑会处理你在现实生活中遇到的任何问题，它就好像一个经验丰富的治疗师，试图缓解这些问题所带来的情感影响，并寻找到全新的解决之道。我们讲给孩子听的睡前故事，似乎就是被用来完美地补充这一过程。我们读这些故事给孩子们听的时候他们正巧准备入睡，许多经典的故事都蕴含着重要的人生哲理，可以帮助他们应对每天的压力和忧虑。《狼来了》的故事强调了诚实不说谎的重要性，《丑小鸭》的故事鼓励孩子们不要以貌取人，《三只小猪》的故事是关于坚持的力量。

睡前故事的结构和时间是否会让孩子的大脑做更多且更快乐的梦呢？如果情况真是如此，那么是否可以专门编写一些更为有效的故事，以便在孩子入睡后提升他们的做梦质量呢？为了证明这一设想，我与教育家兼作家珍妮·汉贝尔顿（Jenny Hambelton）合作编写了世界上第一本基于科学的睡前故事书。

我们决定关注"情绪转化"这个重要的方面，它在人们面对糟糕的状况时能给人以希望。其中一个关于智慧的农夫的小故事就是以此为基础的。某天清晨农夫清醒后，他发现自己最好的骏马逃跑了。农夫的邻居听说了这个消息后纷纷感叹："运气太差了！"然而这位智慧的农夫却只回答说："也许吧。"这天晚上，农夫的骏马带着一匹野马一同回到农夫家。一听到这个消息，农夫的邻居们纷纷嚷嚷道："运气太好了！"农夫再一次回答道："也许吧。"第二天清晨，农夫的儿子爬到这匹野马的背上，随后摔下来折断了腿。农夫的邻居闻讯说道："运气太差了！"农夫又一次只是说："也许吧。"最后那天晚上，一些军官来到村庄抽调年轻的壮丁去从军，但因为农夫的儿子摔断了腿，军官们只能无奈地让他留在村里。结果，邻居们都来恭喜农夫的好运气。

这一简单的寓言，说明了一个道理：消极的事件从长远来看，可能会转化为一件积极的事情，所以当坏事发生时，不感到灰心是非常重要的。我们将这个简单的理念作为出发点，并编写了一个孩子能够理解、明白并乐于阅读的故事，名为《唐纳德和大象在学校》，它适合 4—6 岁的孩子阅读（见附录）。故事里，一个名叫唐纳德的小男孩在去往学校的路上遇到了友善的大象。唐纳德与其成为朋友并将它带到了教室。不幸的是，事情起初并不顺利。大象四处喷洒颜料，还吞了所有人的食物，并扰乱了整节音乐课。唐纳德认为遇见这头大象是一场灾难，但是就在这时，大象拯救了大家的郊游。最终唐纳德意识到，每一件事情都会有两面性，人生经常会在低谷处时来运转。

故事中的语言都经过精心雕琢，尽可能地增强了这些关键信息去影响孩子们梦境的可能性。心理学家长久以来已经意识到易于联想的词语

（"椅子"和"房子"），比起那些不能立即在脑海中形成图像的词语（"和平"和"公正"）更容易记忆。研究者在实验中给人们展示了上千个词语，并让他们就想象其图像的难易程度进行排序。当我们在编写《唐纳德和大象在学校》这一故事时，我们利用这份列表选择最易想象的词语（"大象""画作""水"），并用这些词语来编写故事。另外，其他的研究也表明奇特的与众不同的图像组合（大老鼠追赶小猫咪）比常规的组合（大猫追赶小老鼠）更容易被记住。所以我们将故事设计融入了一系列不同寻常的场景，比如让大象将画作四处乱扔、跳入游泳池嬉闹和大玩乐器。最后，故事以唐纳德想知道第二天大象是否会回到学校但从此再也没看见它为结局。最后一句话，旨在引发孩子们的好奇心，鼓励他们去思考大象究竟去了哪里？接下来会发生什么？这也增加了故事影响他们梦境的可能性。我们在故事结尾处，也为父母设计了一些简单的评论，旨在帮助他们进一步跟孩子交流故事的内涵。

如果你有孩子，给他们读睡前故事吧。然后在第二天清晨，让他们描述夜间做的任何一个梦，并观察这个故事积极的主题是否对他们睡眠中的大脑有良好的影响。睡眠科学就睡前故事的重要性提供了新的启示。借助这一新的视角，我坚信创作适当的故事能在夜间提升儿童的心理健康，并保障每个人都能活得更开心。

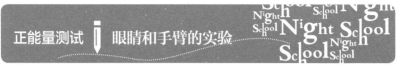

正能量测试　ⅰ　眼睛和手臂的实验

在我们开始最后一章之前，我希望你能用眼睛和手臂完成两项简单的实验。

眼睛实验

在这项实验中，你需要借助一位朋友或摄像机的帮助。让我们假定你身旁有一位朋友吧。让他站在你面前。哦，不，别那么近。大约两英尺远。嗯，不错。接下来，保持头部面对正前方，随后眼睛尽可能地向上看着天花板。很好，你应该能看到朋友头部上方几英尺远的地方。现在，请保持向上看的姿势，并试着闭上眼睛。当你做这一动作时，你可能会不自觉地降低眼睛的高度，请抵抗住这一诱惑。最后，让你的朋友快速地查看你的下眼皮和眼角膜之间白色部分的大小。借助下图将观察所得的结果转化为0—4的数字。实验的耗时很短，如有任何不适请立即停止实验。

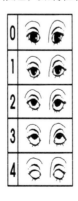

如果你的朋友不在周围，你可以在面前架一台摄像机，按照上述步骤进行实验后观看回放。随后你就能通过录像来观察自己属于图片中的哪一类。

请记录下你的得分。

得分：＿＿＿＿＿＿

手臂实验

正如你的猜想，这项实验需要你的手臂参与。伸出你的双臂，确保它们与地面保持平行状态。对于不明真相的人而言，你看起来似乎正处于半梦游状态。

几分钟后，请闭上双眼大约 30 秒。当你这样做时，我希望你能想象有一个氢气球绑在你的右手手指上，而你的左手则被一堆很重的书压着。氢气球会将你的右手拉向空中，而书本则会将你的左手压向地面。请不要有意识地移动你的手，而是想象气球会使你的右手在空中飘浮起来，而书本的重量会向下拽你的左手。大约 30 秒后，睁开双眼观察你双手的位置。好了，你自由了。非常感谢你的配合。现在你可以放下手臂了。请使用下表将你双手的位置转化为 0—4 的数字（如果你的左手比右手高，不用再抓耳挠腮地寻找对应的分数了，请再重复一次实验）。

得分	描述
0	你的右手和左手处于完美的平行状态。
1	你的右手只比左手高不到 1 英寸。
2	你的右手比左手高大约 1—3 英寸。

| 3 | 你的右手比左手高大约 3—6 英寸。 |
| 4 | 你的右手至少比左手高 6 英寸。 |

请记录下你的得分。

得分：＿＿＿＿＿＿

最后，请将两项实验的分数相加并记录下你的总得分。

总得分：＿＿＿＿＿＿

非常感谢

从我在赫特福德郡大学就职伊始，我的办公室就在心理学院顶层。办公室里除了有你能想到的大学办公室中有的家具外，还配备了一张黑色的大躺椅。我很快就发现这个躺椅异常舒适，我时不时就会在上面小憩一会儿。那时我并不知道这椅子多年来招待了数以千计的感到瞌睡的人。

大学的心理学院由学术怪才托尼·吉普森（Tony Gibson）于 20 世纪 70 年代早期创建。吉普森的一生多姿多彩，他曾是英国无政府主义运动的中流砥柱，在二战期间因拒服兵役而被关押入狱，随后在国家的发胶广告中出演"发胶男孩"一角。我未能有幸与吉普森见面，但据大家说，他虽为人粗鲁却很坦率。我的一个同事曾说："我希望有更多的人能如托尼一样，但也不能太多。"

吉普森就催眠这一现象进行了数项开拓性的研究。他通常在那张现在属于我的黑色躺椅上开展工作。多年来，吉普森研究了许多有意思的课题，其中就包括催眠与做梦两者之间的关系。

许多人认为催眠是睡眠的一种形式。事实上，这离真相相距甚远。通常当人们被催眠后，他们的听觉依旧会很灵敏，能够对催眠师给出的具体暗示做出回应。相反，当人们入睡后，他们相对更加与世隔绝，很少能做出复杂的行为。因为这些理由，绝大部分的心理学家认为被催眠的阶段与清醒的状态更为接近，而不是睡眠状态。但这是否就意味着催眠与做梦毫无关系呢？

眼睛转动和双臂伸展实验，都是你被催眠的难易度的可信测试。你最后的得分越高，你就越容易被催眠。如果你的得分在 6 分或者以上，那么你极易被催眠（这暗示了你在人生的某一阶段，将发现自己上台时吃着美味的大蒜）。

吉普森发现不易被催眠与极易被催眠的人的梦境有许多的不同之处。极易被催眠的人的梦境特征是生动、多彩、愉快、奇特和刺激。另外，他们更容易从梦境中获得创造性的启示，并找到其中的深意。假定情况属实，那么他们能够记住更多的梦境，以及拥有相信梦境中含有对未来非同寻常的线索这一倾向就不足为奇了。所以，当你下次试图找出某人的大脑在夜间究竟出现了什么时，你可以让他们转动眼睛和伸出双臂。同时，吉普森发现极易被催眠的人通常能够控制自己的梦境，从而来体验他们非凡的夜间幻想。然而好消息是即便你不容易被催眠也能体验到这一奇妙的经历。在过去的百年间，睡眠科学家发明了许多方法来帮助每一个人控制自己的梦境。令人期待的时刻即将到来，我们将在本书的最后一章中探索这些方法。

Night School
Night
Night School Night
School Night Night
Night School
School
Night

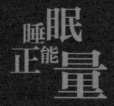

眠
睡能量
正

Night Night
School
Night School Night
School
School Night Night
School
ght
ool Night

第八章

控制你的梦

我们将探索如何控制你的
梦，让噩梦远离，获得充满正
能量的人生。

欢迎来到本书的最后一章。在前面的章节中，我们已经进行了深度的午夜之旅，并且发现了如何从根本上改善你的睡眠，利用你的梦境来改变生活。在这最后一课中，我们将要探索的或许可以被称为睡眠科学中最奇怪的一个方面。

在科幻电影《盗梦空间》中，电影角色多米尼克·柯布（Dominic Cobb）是一位可以进入睡眠者的潜意识，并操纵他们梦境的"造梦师"。《盗梦空间》成为有史以来最卖座的电影之一。这也使得控制梦境的想法激起了公众的想象力。原因很简单，毕竟控制你的梦境可以让你体验到任何你渴望的事情：从与你最喜爱的名人共度美好时光，到上演一场惊心动魄的银行抢劫，或飞越太空，或躺在阳光普照的沙滩上，但凡你能想到的都可以实现。

一个多世纪以来，睡眠科学家尝试了许多不同的方法来控制梦境。一些方法非常有效，有些则完全失败。在这节课中，我们将一起看看这些方法，并分辨出哪些确实有科学依据，哪些只是伪科学。在这一过程中，我们将探索如何诱发出好的梦境，研究世界上最大的梦境控制实验的成果，并学习如何驱逐噩梦。

首先，我们将认识一个一生都在尝试控制自身梦境的人，从而开始我们的探索之旅。

在梦中变得清醒

小时候，斯蒂芬·拉伯格（Stephen LaBerge）每周都会去电影院观看最新上映的由他的偶像主演的动作冒险片。一天晚上，受到银幕上英雄的影响，拉伯格做了一个激动人心的梦。在梦中，他成为了一名水下海盗。拉伯格开始想象，自己能否说服大脑细胞在接下来的一晚重返这次奇异的冒险。他发现自己非常容易就能重新把梦续上，并在接下来的几周内多次回到了他的水中梦境。在这些梦境中，拉伯格逐渐意识到，他能够在水下屏息并坚持很长一段时间。这个简单的发现最终使拉伯格感觉到在他的海盗冒险中，自己好像是清醒着的。拉伯格经历的这种奇怪现象，就是睡眠科学家们现在所说的"清醒梦"。在这些迷人的梦境中，人们知道自己是在做梦，并且如果幸运，人们甚至可以控制自己的幻想世界。

拉伯格在梦中成为一名水下海盗的经历，引发了他对清醒梦的终身兴趣。20 世纪 70 年代末，他决定系统性地研究这个问题，并申请了斯坦福大学的博士学位。当时，许多睡眠科学家对这一现象或多或少都持怀疑态度，认为睡眠中的大脑不可能有清醒的意识，或者有能力去控制梦境。他们认为，如果这些奇怪的经历发生了，那么它们只能在人微微清醒时进行，而不是在做梦时。拉伯格试图证明这些怀疑者错了。

他决定将自己与脑电图机相连，然后入睡做一个清醒梦，随后再分析自己的脑电波以检测自己是否处于"快速眼动期"。但是，他的计划存在一个小问题。为了明确要分析哪一部分的脑电图数据，他必须知道自己何时做了清醒梦。不幸的是，拉伯格清楚地知道当他做梦时身体几乎处于瘫痪的状态，此时想要做出任何标记都不大可能。经过一番思索，他想出了一个好主意。研究表明，在做梦的时候，男人的阴茎和眼睛依旧保持活跃，因此他推断，用其中一个来发出信号或许是可行的。谢天谢地，他选择了努力移动眼睛。

1978 年 1 月，拉伯格率先开展了如今被奉为经典的系列实验中的一项。他将几个脑电图传感器连接到自己的头上后，爬上床准备睡觉。入眠几小时后，他睁开了眼睛，看着周围的房间。他无法感觉到或听到任何声音，其他似乎一切正常。当他意识到自己可能是在做清醒梦的时候，他控制了自己的幻想世界，将手慢慢地在脸前挥动。然后，他试图将眼睛从一边转向另一边，以观察自己幻想出的双手的行动轨迹。几秒之后，这种体验慢慢结束，他醒了。

拉伯格分析脑电图数据时激动地发现传感器探测到几次非常明显的眼球运动。因此，他能够找到自己做清醒梦的确切时间。他对这部分时间内的大脑活动进行研究，并高兴地发现，在快速眼动期间，清醒梦实实在在地发生了。拉伯格已经证明，怀疑者们的想法是错的。

拉伯格随后将他的大部分职业生涯致力于开发各种心理方法以帮助人们做清醒梦，包括让人们在入睡前想象一个完美梦境，以及养成习惯，定期进行不同的"现实测试"，以判断他们是否做了清醒梦。他还制作了一些小工具帮助这些准备做清醒梦的人，其中包括一个高科技眼罩，它用来监控整个晚上人们的眼球运动，并且，每当检测到大量眼球运动时，眼罩中心便会发出亮光。不出意外，这些人就会在梦中"看到"这些灯光，从而帮助他们意识到自己在做梦。

这些方法可以让世界各地成千上万的人创建他们的完美梦境。许多人已经在利用这个机会体验最安全的性行为。出于对这一略显淫秽的行为的好奇，拉伯格曾邀请一位经验丰富的女性清醒梦者进行实验，监控她的大脑活动、眼球运动和阴道活动。志愿者被要求尝试做一个与性有关的清醒梦，并在达到性高潮时，以提前确定好的方式移动眼球。该女子的眼球运动显示出，她在当夜享受了一次 15 秒的性高潮。在此期间，她的阴道活跃度达到最高，这表明清醒梦确实能够刺激生殖器官，创造真正的性体验。

研究人员并不是为了探索梦境性高潮这个现象，而是对清醒梦这一奇怪的科学现象进行深入研究，并分析这一奇怪现象能否被用来解决更多的实际问题。

清醒梦初学者指南

斯蒂芬·拉伯格和其他几位睡眠科学家开发了各种各样的心理方法，以帮助你有意识地控制自己的梦境。2012 年，海德堡大学的塔达斯·斯坦布莱斯（Tadas Stumbrys）重新审视了这些方法，以确定哪些心理方法的成功率最高。有些方法在白天进行，而另一些则是在夜晚进行。以下是对最有效的几个方法的简单总结。你可以随意选择、组合适用于你的方法。

白天期间

查看时间：每天查看 5—10 次手表，并确定每次都可以准确地看到数字。大约一周后，这个奇怪的"查看手表"的行为将成为一种习惯，在梦中，你也会开始查看手表，并将非常努力地阅读表盘上的数字，这将会帮助你变得清醒。

设想你的完美清醒梦：每天花几分钟平躺，闭上眼睛，想象一下，自己拥有一个清醒梦的感觉。想象你在梦中最想见到的人，想象你最希望发生的事情。享受这种体验，任想象力驰骋，创造你最狂野的幻想世界。

就寝之时

确定目的：将笔记本和笔放在床头柜上。在你上床睡觉之前，告诉自己你希望在梦境结束时醒来，并且能够记住自己在梦境中的所想所见。如果你成功做到了以上两点，就简单地记录下你的梦境。然后，当重新入睡时，想象自己将要重返刚才的梦境，但这次你将变得清醒。想象自己重回相同的场景，但这次要做一些事情证明你是在做梦。在做清醒梦的时候，大脑会努力制造一些特定的行为经历（或许是因为这些行为需要过多的思考能力，或许是因为你从未在现实生活中有过这些经历）。比如，你可能会看镜子（做清醒梦的人将会看到一个模糊的影子），或者在空中飘浮，或是把灯打开（在做清醒梦的时候，光线亮度不可能改变），或是看手表上的数字。

设定闹钟：设置比平时起床时间早，1 小时的闹钟。当你醒来后，用接下来的 30 分钟进行阅读，或做智力拼图游戏，或安静地记录下脑海中到想法，然后再回去睡觉。这种方式被称为"睡眠中断"，可以使清醒梦发生的可能性增加大约 20 倍。

当你正在做清醒梦时

放轻松：许多第一次做清醒梦的人，一旦意识到他们在做梦，就会变得非常兴奋，这种兴奋感会终止他们的清醒梦。请尽量保持放松和冷静。

旋转：如果你感觉清醒梦即将结束，可以试着想象摩擦双手，或像陀螺一样旋转。有经验的清醒梦者认为这种运动的感觉可以帮助你停留在梦中。

最后，如果所有这些方法都失败了，那么就尝试玩电脑游戏。研究表明，与不玩游戏的人相比，经常玩游戏的人会做更多的清醒梦。

独轮车、滑雪板和滑板

对清醒梦的研究显示，大约 50% 的成年人，在他们的生活中至少有过一次这样奇妙的经历，而五分之一的成年人每个月都会做清醒梦。与其他心理现象不同的是，做清醒梦的频率与一个人的年龄、性别或个性之间没有任何联系。

研究人员要求清醒梦者在梦境开始和结束时都转动眼球，通过这一方法，研究人员还发现，大多数清醒梦大约持续两分钟，而且常常发生在清晨。也许最有趣的是，科学家们发现了清醒梦和普通人每天都会做的一般梦境之间的惊人的差异。例如对"梦中人物"的有趣研究。

在第七章中我们已经发现，在大多数梦境中出现的都是做梦者的朋友、家人和同事。与之相反，清醒梦中出现的常常是完全陌生的人。想要更多地了解这些神秘人物并不容易，部分是因为清醒梦者常常报告说，盯着这些陌生人看，会促使他们用手遮住自己的脸。然而，一些清醒梦者已经慢慢地赢得了这些虚构的害羞的陌生人的信任，并最终说服他们"参加"一些测试。

20 世纪 80 年代末，德国睡眠科学家先锋保罗·索利（Paul Tholey）

让一组清醒梦者对他们的梦中人物提出要求，让他们画一幅画并说出一
个清醒梦者不知道的词语。尽管这些清醒梦者对相互之间的报告一无所
知，然而他们却给出了非常相似的结果。这些梦中人物都非常善于绘画，
其中一个梦中人物甚至借此炫耀，他画了一张很奇怪的素描，将它倒过
来之后发现是一幅自画像。更令人惊讶的是，一些梦中人物甚至可以说
出连清醒梦者都不知道的词语。例如，一位男性清醒梦者在梦中遇上了
一位虚构的女性朋友，并让她说出一个他不知道的外国单词。梦中的女
人提到了"Orlog"，并解释说这个词描述了他们之间的关系。清晨，清
醒梦者查找了这个单词。他发现这是荷兰语，意思是"争吵"。

然而，其他研究表明梦中人物的数学不怎么好。在几项研究中，研
究人员让清醒梦者为他们的梦中人物提数学问题，难度依次加大。但这
项研究有点棘手，因为许多梦中人物都不愿意参与其中。例如，在一个
实例中，一位清醒梦者询问梦中虚构的人物是否愿意做一些算术题。梦
中人物同意了，清醒梦者便让他计算 4 乘以 4 等于多少。梦中人物自信
地回答"16"，并被要求解答一道更难的题。清醒梦者决定增加难度，要
求他计算 21 乘以 21 等于多少。突然间那人就挥手告别并立即消失了。
然而，一些清醒梦者成功说服了他们的梦中人物做一系列难度依次加大
的题目。结果显示，这些梦中人物对简单的加法运算都很熟练，但是当
答案大于 20 时，这些人物就不太会计算了。研究还表明，一些存在于现
实世界中的与数学相关的刻板印象也会出现在清醒梦中，比如虚构的男
性角色比女性角色表现出更好的数学能力。

关于清醒梦的进一步研究，主要考察的是这些技巧是否可以改善人们的生活。在一些研究中，研究人员要求有经验的清醒梦者在梦中练习一项运动技能，然后评估这些夜间幻想对做梦者现实中执行这些技能的能力影响。这方面的大部分研究也都是由保罗·索利进行的。索利不仅是一名备受尊重的学者，也是一位一流的清醒梦者、滑板运动员、滑雪运动狂热分子和自行车爱好者。他决定用自己做实验来探讨做清醒梦能否帮助他提高技能。经过大量的实验，索利声称他的夜间幻想使他可以蒙住眼睛在独轮车上保持平衡，不做任何绑定措施用滑雪板滑雪，并倒立玩滑板。尽管他的声明招致了不少主流科学家的质疑，但最近的研究表明他的滑板技术确实大有提高。

2010 年，瑞士伯尔尼大学的丹尼尔·埃拉赫尔（Daniel Erlacher）决定进行首次以实验室为基础的实验，来研究清醒梦者能否通过清醒梦提高某项身体技能。埃拉赫尔要求一组清醒梦者在梦中将一枚硬币投掷到杯子中，第二天早晨测试他们在现实生活中投掷硬币的能力。如索利的独轮车和滑板经历一样，那些在熟睡中能够得到练习的清醒梦者可以更加熟练地投掷硬币。

从好的一面来说，所有这些虚构的练习并不会使人在醒来时感到疲劳。而从坏的一面来说，学习在梦境中保持清醒是一项非常难以捉摸的技能，有些人甚至永远都不能掌握它。幸运的是，一个多世纪以来，一些研究人员经实验总结出了一种更加容易控制梦境的方式。他们的故事开始于第一批睡眠科学家中的一位。

睡|眠|正|能|量|的|秘|密

甜蜜的梦是奶酪做的

在查尔斯·狄更斯的《圣诞颂歌》中，埃比尼泽·斯克鲁奇（Ebenezer Scrooge）试图说服自己，雅各布·马利（Jacob Marley）的鬼魂只不过是一堆未消化的奶酪面包屑，并且做出了被后人引为经典的评论，即人只不过是由一团肉汁堆砌而成，并无任何深刻含义。这段话还提出了一个著名的论断，吃奶酪会影响你的梦境，但斯克鲁奇惊慌下的一时评判里是否存在某些真相呢？

为了找出答案，2005年英国奶酪委员会要求200名志愿者花一周的时间，每天睡前吃一小块奶酪，然后报告他们的梦境。这项有趣的实验证明一直以来认为奶酪会引起噩梦的观点是错误的，因为大多数志愿者睡得都很好。有趣的是英国奶酪委员会还宣布，不同的奶酪种类似乎也能影响志愿者的梦境。吃斯蒂尔顿奶酪的人会做一些奇怪的梦（一名吃斯蒂尔顿奶酪的志愿者梦到士兵们带着小猫相互战斗，而不是拿着枪），吃切达干酪的人会梦到名人，吃莱斯特奶酪的志愿者梦见了自己的过去，而吃布里奶酪的人梦到了他喝醉酒后与自己的狗进行了一场对话。

或者，如果你想做一个与性有关的梦，就把你的脸埋在枕头里。香港树仁大学的心理学家余启程研究了睡姿和梦境之间的关系。一个对近700人的采访揭示出趴着睡的人更容易在梦中体验性行为，或与某位明星发生一段暖昧关系，或在梦中赤身裸体（如果足够幸运，三种情况都会出现）。

土耳其研究人员进行了相似的研究，他们的研究显示，与朝向左侧睡觉的人相比，朝向右侧睡的人往往有更多与幸福和希望相关的梦，并拥有更高的睡眠质量，经历更少的噩梦。

梦境和引导梦境的方法

德埃尔韦·圣德尼侯爵（The Marquis d'Hervey de Saint-Denys）是 19 世纪一个具有神秘双重身份的人。白天，圣德尼是一位举止温和的法国学者，对中国文化和风俗的研究很感兴趣。但是，到了晚上他便会摆脱掉学术外衣，戴上睡帽，深入研究梦的科学。

生于 1822 年的埃尔韦（朋友们这么称呼他），从 13 岁起就开始记录他的梦境。他很快发现自己每晚都能至少记得一个梦境，他变得难以自拔，尽最大可能详尽地记录下这些夜间探险的细节。接下来的 20 年，他一直致力于描述自己的梦境，最终写了 22 本笔记，上面全是关于自己梦境的叙述和插图。不幸的是，随着时间的流逝，这些笔记本都遗失了，现代睡眠科学家无法看到埃尔韦的梦境记录并从中获益。然而幸运的是，这位伟大的法国做梦者在他的著作《梦境和引导梦境的方法》中系统地阐述了他的经历。

1867 年，该书首次匿名出版，这本现今被认为是经典的著作描述了一系列引人入胜的与梦境相关的想法和研究。该书的大部分内容是关于埃尔韦对清醒梦的实验研究。比如，在其中一个章节，他指出如果梦境是基于清醒状态下的经历产生的，那么你就不可能梦到自己从未经历过的事情。为了尽快验证这一想法，埃尔韦好几次在他的清醒梦中尽最大的努力尝试自杀，但是每次都没能成功地在梦中结束自己的生命。因此他得出一个结论，清醒时的经历构建了夜间活动。埃尔韦最具创意的研究工作集中探讨了能否通过人为手段影响梦境。他认为最好的方法是两个简单的步骤。首先，在醒着的时候，他会一边闻一些特别的气味，一边感受某种愉快的体验。然后，当他睡觉的时候他会让自己闻相同的气味，希望通过这种方式可以让他在梦中获得相同的愉快体验。

为了验证这一方法，他买了一瓶气味十分特别的香水并与一群朋友在山里待了两周。每当他遇见一处特别美丽的风景，埃尔韦就会打开香水瓶，倒一些在手帕上闻闻味道。回到家后，他安排他的仆人悄悄潜入他的卧室，不定时地在枕头上倒少量的香水。这项实验取得了巨大的成功，埃尔韦做了许多与爬山有关的美梦。

这令他十分激动，他决定用声音代替气味来重复这项研究。他参加了几次舞会，并与管弦乐队的领队约好，每当他与一位非常有魅力的女士共舞时，就演奏特定的音乐。然后，埃尔韦制作了一个可以演奏相同曲调的特殊音乐盒，并制作了一个仪器，将音乐盒的开关与他床边的闹钟相连。在预先设定好的时间，音乐盒响起并演奏挑选好的曲调。这项研究再一次取得了巨大成功，夜晚的音乐演奏为埃尔韦带来了多次情欲美梦。

埃尔韦的方法尽管非常有趣并富有成效，却存在一个重要的问题。虽然几乎所有人都希望能够拥有甜美的梦境，但是绝大多数人并不准备花费白天的时间将特定的经历与不寻常的气味或声音联系起来。研究人员设想，是否可以让做梦者直接感受那些与梦境存在强烈联系的微妙的刺激事物，以获得同样的效果呢？比如，如果在他们的卧室偷偷喷洒一些甜蜜的玫瑰香水，能否使人们的梦境变得更加愉快？或者反过来，如果你轻轻地在他们的耳边低声说些与死亡有关的话语，是否会使人们的梦境变得很糟糕？

　　一些逸事报道显示，这些看似牵强的想法可能确实有些道理。一位著名的英国将军和他的妻子的传奇经历便是个很好的证明。19世纪中叶，威廉·斯利曼（William Sleeman）将军被派往印度镇压一个被称为"Thuggee"的秘密暴力社团（顺便说一下，"Thuggee"便是"暴徒"这个词的词源）。一天晚上，斯利曼和他的妻子在野外支起帐篷睡觉。入睡后不久，斯利曼的妻子就做了噩梦，她被梦境中出现的许多尸体给吓醒了，随后她就让丈夫把帐篷移到另一个位置。斯利曼将军走出帐篷后，闻到了一股微弱的、有些恶心的气味。他非常好奇便挖开了地面，结果发现了14具已经分解的尸体，他们都是"Thuggee"秘密暴力社团的受害者。他由此得出结论，正是死尸微弱的气味影响了他妻子的梦境。

　　虽然这些事件非常吸引人，但此类报道总是被人认为是巧合，所以研究人员着手进行了更多的可控研究。这些研究大部分是由19世纪的法国心理学家艾尔弗雷德·莫里（Alfred Maury）开展的。在长达几个月的时间

里，莫里安排他的朋友在他熟睡后给他制造一些奇怪的刺激，其中包括在
他的脚趾之间插一根稻草，或用羽毛轻抚他的脸。几次之后，莫里的梦境
受到了影响。例如，稻草让他梦到自己的双脚被木棍穿过，而羽毛的刺激
促使他做了备受折磨的噩梦，他梦到热沥青被倾倒在自己的脸上。

其他研究人员则无须请同事在黑暗中摸索进自己的卧室帮忙，而可
以通过利用当今的尖端技术来提供刺激。

1899 年，一位名叫莱昂纳多·康宁（Leonard Corning）的美国生理
学家自豪地推出了一个最为精密的设备（见图）。那些希望尝试康宁的前
卫"做梦机"的人均受到邀请，他们躺在沙发上，头上紧紧戴着硬皮头
盔。这种头盔类似于如今的业余拳击手所佩戴的头盔，用来托住志愿者
耳朵上方的金属托盘。金属托盘被 25 英尺长的橡胶管连接到附近的爱迪生
留声机。在夜间，康宁通过橡胶管将各种音乐传到志愿者的耳朵里（"……
和谐比旋律更为有效……，所以瓦格纳的音乐选段会达到最佳的效果"）。

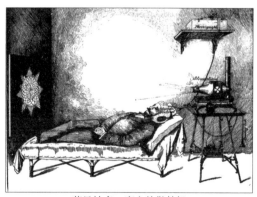

莱昂纳多·康宁的做梦机

康宁声称他的这个精密设备可以帮助被噩梦困扰的人。他描述了一个案例，一个被恐怖的噩梦折磨的人在尝试过几次他的方法后，拥有了和谐的梦境。在另一个实例中，这一方法帮助了一位患有抑郁症的女士增加了很少却十分必要的体重，同时这位女士的食量也大大增加。

毫无疑问，虽然康宁的研究走在时代前沿，但是当时有限的技术支持使他非凡的发明并没有十分吸引公众的注意力。和所有 19 世纪晚期的造梦者一样，康宁并不能确定他的志愿者们何时在做梦。因此试图在正确的时间演奏音乐或喷洒香水，是件需要碰运气的事。面对这个看似不可克服的问题，研究人员放弃了对梦境控制的研究，而且在 50 多年间没有再研究过。

睡眠正能量的秘密

闻玫瑰的芳香

Night School Night School

19 世纪，一些先驱人员研究了气味对梦境的影响。不幸的是，这种类型的研究在许多年里都未得到足够的重视，直到最近它们才得以复兴。

2009 年，德国精神健康研究中心的成员迈克尔·施莱德研究了梦境和气味之间的关系。施莱德和他的团队安排了一组志愿者在睡眠时分别体验两种气味。其中一种气味十分好闻，使大多数人联想到刚刚采摘下来的新鲜玫瑰。另一种气味闻起来则像臭鸡蛋。第二天早上，志愿者们分别描述了他们的梦境，研究人员则从积极到消极对他们的描述进行排列。虽然他们完全意识不到那些气味，但是闻到好闻气味的志愿者的梦境更加美好。

所以如果你想做些甜美的梦，请在你的卧室内制造些你喜欢的气味。

梦境：开启

在第一课中，我描述了尤金·阿塞林斯基通过发现做梦与快速眼球运动之间的关系，实现了梦境科学研究的革命性突破。睡眠科学家得以有史以来第一次准确地得知人们在何时做梦。一些研究人员意识到，这个发现将对梦境控制产生巨大的影响。现在研究人员不再随机播放音乐，或全凭运气祈求最好的结果，而是能够准确地知道何时按下播放键。

很多关于梦境控制的早期研究，都是在 20 世纪 60 年代初由斯坦福大学的睡眠科学家威廉·德门特所开展的。德门特邀请志愿者到他的睡眠实验室，等到他们开始做梦的时候，便偷偷对着他们的耳朵演奏一种乐调，或者用强光照射他们的脸，又或者向他们洒水。10 分钟后，德门特用吃饭时的手摇铃将志愿者唤醒，并让他们描述自己的梦境。大约一半的志愿者的梦境都受到了刺激物的影响。例如，洒水让志愿者的梦境中突然下雨，声音的刺激导致他们梦到了爆炸，而强光则让志愿者的梦境中突然出现大火。德门特整理了一个梦境刺激因素的排名，其中显示光只影响了 9% 的梦境，声音则影响了 23% 的梦境，而水的刺激对梦境的影响最大，达到了 42%。

在一项另外增加的研究中，德门特给正在睡觉的志愿者播放了各种声音的录音，这些声音包括警车的警笛声、蒸汽机车的轰隆声、开门时的嘎吱声，以及马丁·路德·金的演讲（可能是"我有一个梦想……，此时此刻，你也是"）。其中的大部分声音都对志愿者的梦境产生了影响。例如，听完马丁·路德·金的演讲后，志愿者在报告中说道，在梦中当他和同学正在宿舍吃饭时，突然看到一个人站起来谈论种族冲突的问题。在接下来的梦里，这位梦中虚构的人物又强调人们应该彼此相爱。大约一半的声音都对志愿者的梦境产生了影响，其中警报和蒸汽机车的声音最为有效，蟋蟀的嘟囔声和门的嘎吱响声则对梦境的影响最小。

20世纪60年代后期，心理学家对这项研究进行了更深入的实验，他们将一些人的名字传入做梦者的耳中。实验发现大约一半的名字出现在了志愿者的梦境之中。将志愿者自己的名字传递到他们的耳中，会使本人变得更加自信和独立，而陌生人的名字则会让他们变得消极被动。

在最初的一系列研究之后，这一想法又再次被弃置一旁。尽管研究人员发现了何时刺激做梦者可以达到最好的效果，也发现了哪些类型的信号可以更好地起到刺激作用。但是他们没有办法将这些方法运用到睡眠实验室之外的地方。最近我常常在想，是否可以根据这些方法制造出一款苹果应用程序，帮助数以百万计的人创造出他们的完美梦境。我联系了英国最大的苹果应用程序开发公司，建议彼此一起进行大规模的梦境控制的研究项目。几周后我与该公司的首席执行官会面，他们同意了这个项目。我们的探险也就此开始。

　　公司组建了一个顶尖开发人员的团队，开始开发这款应用程序。这是一个雄心勃勃的项目，它将把苹果公司的各项潜能发挥到极致。虽然进展缓慢，但毫无疑问，"梦境：开启"项目已经逐步成形。关于这个程序的设想很简单。睡觉之前，人们在手机上记录下他们希望醒来的时间，并选择一个特别准备的"音景"，如走在乡间的小道上（想象着微风穿过树林）或漫步于海边（海浪轻轻拍打在海岸上）。然后把手机放在床上并进入梦乡。这款应用程序将通过在睡眠周期中确定的快速眼动期的时间段来发挥作用。在睡眠者设定好的苏醒时间的 30 分钟前，手机的运动传感器将会运行。当传感器检测到与做梦相关的眼球运动减少时，应用程序将开始轻轻演奏睡眠者提前选择的音景，从理论上讲便可以进而影响到他们的梦境。醒来之后，他们将被要求提交一份梦境描述报告，所有这些匿名报告都会存储在我们的"追梦人"数据库中。

　　"梦境：开启"项目于 2012 年在爱丁堡国际科学节上正式启动。几小时内，我便知道我们获得了成功并创造了一个奇迹。有关这个项目的消息迅速传遍世界，并被英国广播公司、美国全国广播公司、美国有线电视新闻网争相报道。几天内，约 50 万人下载了这款应用，随着时间的推移，我们已经积累了数以百万计的关于梦境的报告。

　　很多人每天都会使用这款应用，因此我们能够捕捉到许多梦境组成的一条故事主线，并进行研究。比如，我们最大的支持者，在梦中假想与乔治·克鲁尼发生了一段恋爱关系。根据她的梦境报告，两人第一次见面是在一家药店，乔治接待了她，并问她是否想与他和他的巨大长颈鹿一同散步。

人的梦境会因为他们选择不同的音景而受到影响吗？答案是肯定的。选择自然景观的人，更可能梦见绿色植物、鲜花、草地等事物。与之相反，选择沙滩音景的人，更有可能梦到自己来到海边，并感受到皮肤被太阳照射的灼热。不同的梦境效果，可能是因为细微的声音差别、暗示的影响力，或是两个因素的共同影响。无论是哪种，我们可以确定的是，声音确实可以帮助人们塑造梦境。受到这些发现的鼓舞，我们现在已经创建了基于《格雷的五十道阴影》（亚马逊畅销书）的音景，以及另一个关于《僵尸启示录》虚假新闻报道的音景。

但是，梦境控制是否意味着必须在梦中变得清醒，或是在半夜演奏神秘的音乐呢？事实上，情况并非如此。其实数以百万计的人已经学会了如何使用一个非常简单有效的方法，去构建他们的夜间幻想。为了了解更多，我们首先得发现哪些事情不用去思考。

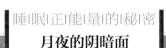

睡|眠|正|能|量|的|秘|密

月夜的阴暗面

长久以来，人们一直将满月与各种奇怪的行为联系起来。事实上，"疯子"一词就来源于拉丁语中的月亮，它起源于一个古老的观念，当月光照在正在熟睡的人身上时，人们的行为就会变得怪异。

2013 年，来自巴塞尔大学的神经学家克里斯蒂安·卡乔根（Christian Cajochen）决定用科学的方式来研究这个十分奇怪的观念。

卡乔根对大学睡眠实验室的实验数据进行了二次分析。在这些实验中，志愿者与脑电图机相连，脑电图机对他们整晚的睡眠进行监控。卡乔根整理了每个阶段的具体日期，并寻找出月亮周期内的阶段，然后与他们的睡眠模式相对应。很快他就发现了一个有趣的关联。

在满月的时候，志愿者们大约会比平时少睡 20 分钟，入睡则比平时多花费大约 5 分钟，整晚的深层睡眠比平时少 30%。

这种不同寻常的影响该如何解释？这种模式与女性志愿者的月经周期并不相关，而且所有志愿者整晚都没有看月亮。卡乔根比较倾向于用进化论的假说来解释这一影响。他推测满月时发生的较为轻度的睡眠模式，是因为这样可以让我们的祖先更好地防止捕食者的攻击，因为捕食者在满月时可以看得更为清楚。

我被这些研究结果所吸引，开始研究月亮周期是否也可以影响梦境。我从"梦境：开启"数据库中选择了几百个梦境，并按照奇异程度从"1"（例如，一个男人走进酒吧，安静地喝酒）到"7"（例如，一匹马走进酒吧后突然变成一个热气球）将它们进行排序。然后将排序与月球周期相比对，我惊奇地发现人们在满月时确实会做更多奇怪的梦。所以如果你想享受特别奇异的梦境，就在满月时早早睡觉吧。

反弹效应

如今，世界各地数以百万计的人都在试图控制他们的梦境。当人们感到特别焦虑或担忧时，他们经常做不愉快的梦甚至是噩梦。为了阻止这些不愉快的梦境产生，人们常常在入睡时试图将这些忧虑从脑海中驱走，但是他们这样做的时候很可能会使情况变得更糟。

哈佛大学的心理学家丹尼尔·韦格纳（Daniel Wegner）在他的大部分职业生涯中，都在研究所谓的"反弹效应"，即人们越被告知不要想什么，反而会难以将此想法从脑海中驱走。在我此前的著作中，我描述了丹尼尔·韦格纳的一项著名实验。实验中，韦格纳让志愿者不要去想一只白色的熊，并且让志愿者在每次想起时就说明一下。志愿者们努力让熊不出现在他们的大脑中，然而据报告显示，这个不受欢迎的动物总是一次又一次地出现在他们的梦中。为什么会发生这种奇怪的现象？据一些心理学家解释，当你试图将一个想法从脑海中移除时，你便会反复问自己："我是不是在想我不应该想的东西呢？"正因如此，你不断地提醒自己想要忘记的东西，而这样就使这件事情难以从脑海中被消除。

反弹效应会影响我们生活的方方面面，包括我们的睡眠都会受到影响。比如，在一项研究中，研究人员让失眠症患者忘掉使他们失眠的事物，结果他们比以往更难入睡。反弹效应同样会对我们的梦境产生强大的影响。2011 年，新南威尔士大学的心理学家理查德·布莱恩特（Richard Bryant）让志愿者入睡前简单地想一段不愉快的记忆。一半的志愿者被要求花 5 分钟时间记录下出现在他们脑海中的一些思想和观点，并主动避免想起这些不愉快的记忆。相反，另外一半志愿者花同样多的时间记录下一些自己的想法，但是他们被允许去想这些不愉快的记忆。

第二天早上，所有的志愿者都描述了他们夜间的梦境，研究人员记录下每名志愿者提到不愉快记忆的次数。结果显示，要求志愿者在入睡前尽量不要去想不愉快的记忆，会成倍增加这些记忆在梦境中出现的概率。

了解反弹效应，可以帮助那些希望避免做噩梦的人。入睡之前，不要试图回避你的焦虑和担忧，而是花几分钟让这些思绪在脑海中自由地流动。此行为不是主动鼓励这些忧虑的出现，而是让它们一只耳朵进，一只耳朵出。这种技巧将会帮助你拥有更愉快的梦境。然而当谈及如何控制夜间不愉快的体验方面，还有一个更简单的办法可以让噩梦烟消云散。

如何消除噩梦？

大约 90% 的人每个月至少会做一个噩梦，大约 3% 的儿童和 1% 的成年人称他们遭受反复做噩梦的困扰。这些可怕的经历会使人遭受各种各样的夜间问题，包括失眠、睡眠短甚至睡眠呼吸暂停。然而好消息是我们找到了避免噩梦的好方法。

睡眠专家巴里·克拉科（Barry Krakow）的大部分职业生涯都致力于帮助人们应对这些强烈的情感体验，并且开发了一种被称为"想象操练治疗"的三阶段治疗方法。克拉科认为许多噩梦仅仅是夜间体验的一种表现形式而已，而人的大脑可以经过再训练，以不同的方式来看待这段夜间体验。

在想象操练治疗的第一阶段，人们将选择一段不愉快的梦境或噩梦。在第二阶段，人们被鼓励去思考他们想改变这种梦境的方式。例如，改变他们在梦境中的行为或是这段故事的结局。最后，他们将在脑海中重新排练新版本的梦境。

克拉科发现有些人对这种技巧难以适应，因为他们认为自己的噩梦来自潜意识，而他们不可能改变潜意识的运作方式。这种"烟瘾一旦形成，永难戒掉"的观念，对解决噩梦问题也是错误的。正如我们在前文所看到的一样，睡眠和做梦的质量和数量，可以通过一些微小的改变从根本上得到改善。克拉科和他的团队已经证明，只要人们能够克服这种忧虑并连续几周使用这种方法，那么想象操练治疗法就会非常有效。绝大多数人可以将妖魔鬼怪从他们的睡梦中驱逐出去。研究表明这个方法的成功率达到了90%。想象操练治疗法也可以帮助缓解许多创伤后紧张症，并帮助人们避免因经历过自然灾害或性骚扰而产生的不愉快的梦境。

睡|眠|正|能|量|的|秘|密
想象操练治疗　　NightSchool NightSchool

该治疗法包括以下三个步骤 *。

（1）确定你噩梦中的故事情节

---

* 这个练习的给出，旨在提供一些健康医生会采用的方法。如果你认为你或你的孩子有心理方面的疾病，那么请咨询专业医生。

首先确定好你噩梦中的故事情节。如果你正在经历许多噩梦，请先选择一个不会让你感觉太焦虑的梦。接下来，请用第一人称和现在时态叙述噩梦的经过（"开始时我发现自己被困在一个洞里……"等）。当你开始这样做的时候，你可能会专注于一些十分恐怖的元素，例如，攻击你的怪物或是一直跟着你让你感觉受到威胁的人。你要努力描绘出尽可能多的故事情节。想想在噩梦中，你所处的地点、具体日期以及和谁在一起。细节越多越好。你可能会觉得这有点吓人，但记得一步一步来，如果你觉得过于焦虑就停止。

（2）改写故事情节

这个阶段你将改写你的噩梦。还是使用第一人称和现在时态来描写一个更为愉快的版本。可能在改写的时候你会发现，原来可怕的事件只不过是你主演的电影的一部分，导演一喊"停"，电影就停止了。或者噩梦中可怕的人其实是你的朋友。又或者你并不是在黑暗的小巷狂奔，而是前往明亮的街道。尽量让你梦中的情景积极和可信。

（3）排练梦境

现在是时候进行想象操练了。在白天找一个安静的地方躺下。闭上双眼，放松身体，并试着想象你改写过的故事情节。你也可以再制造一些新奇有趣的细节。需要记住的一点是，不要去想正在发生的事情，而要试图在你的脑海中构造一个场景。试着让场景中的画面和声音与你梦境中的一样生动。如果有什么干扰性的东西出现在脑海中，就睁开眼睛，深呼吸，识别入侵到你脑海中的事物然后再次回到想象操练。一天至少锻炼两次，每次约 3 分钟。

最后，如果你再次做噩梦，新改进的故事版本将极有可能出现在你的脑海中，从而将不好的经历转换为令人愉快的体验。

心理治疗师安·塞尔·怀斯曼（Ann Sayre Wiseman）研究了如何用同样的方法来帮助那些被噩梦困扰的孩子。与想象操练治疗法一样，怀斯曼的方法也包括三个阶段。首先，鼓励孩子们画出或说出他们的噩梦。然后，让孩子们思考如何将其转换为令人愉悦的故事。最后，从心理上排练这个被改进过的新梦境。

睡|眠|正|能|量|的|秘|密

孩子们的噩梦

许多孩子会做噩梦。在这些不愉快的梦中，他们通常被某种怪物或不善的东西攻击。如果你的孩子反复做着同样的噩梦，试试以下方法*。

·当他们从痛苦的噩梦中醒来时，给他们一个拥抱并安慰他们。不要去跟他们谈论梦中的经历，而是说些安慰的话语，让他们觉得不会再做噩梦了（怪物需要睡觉，所以它们一个晚上只会出现一次），第二天再去

* 这个练习的给出，旨在提供一些健康医生会采用的方法。如果你认为你或你的孩子有心理方面的疾病，那么请咨询专业医生。

谈论梦境。

· 第二天，鼓励你的孩子进行一些能够展现噩梦梦境的手工创作。可以是一幅图画或者一个模型。让他们从该创造出发，描述他们的噩梦。如果他们害怕谈论梦中发生的事情，你可以建议他们在自己的创作中增加一些可以用来保护自己的东西，如盾牌、关怪物的笼子，或者一大群朋友、一个超级英雄等。

· 询问你的孩子想如何把坏的梦境变成愉快积极的梦境。许多孩子可能会说杀死怪物，这不是一个好方法，因为这会促使他们的梦境中出现暴力元素，并且暗示暴力是解决问题的最好方法。与此相反，你可以鼓励他们从人性化的角度去理解怪物，理解它想要什么，看看它是否有重要的事情要说。

· 最后鼓励你的孩子用画画或者做模型来创造一个更积极的梦境。尤为重要的是，要让他们在梦境中想象如何以最仁慈、明智的方式来对待怪物。例如，让他们设想自己与怪物之间的关系十分友好，并画一个超级英雄或是聪明且强大的动物，又或是自己的父母和老师。鼓励你的孩子排练几次这个新梦境并告诉他们，如果噩梦再次发生，这个版本的故事很可能会自然而然地出现在他们的脑海之中。

梦境生活

大量的研究表明，人们可以通过想象力来改变自己的梦境。我很好奇，能否将这方面的研究再向前推进一步，利用这个想法来帮助他们改善清醒时的生活。是时候进行首次实验来探讨梦境和自我发展之间的关系了。

我召集了 400 名志愿者，这群志愿者都有一个想要实现的重要目标，比如减肥、健康饮食、戒烟或是提升他们的工作状态。我对这群志愿者进行了持续两周的追踪，询问他们是否做过至少一个与目标有关的梦，以及他们是否在实现目标的道路上有显著的改进。根据我的理论，梦见自己目标的志愿者们将会比其他人更成功。研究结果十分鼓舞人心。总的来说这群志愿者给出的成果非常显著。58% 的志愿者在实现目标的路上取得了显著的进步。和预测一样，做梦在这个过程中发挥了关键的作用。在所有梦到自己目标的志愿者当中，74% 的人取得了巨大的进步。而没有梦到的人当中，只有 40% 的志愿者取得了巨大的进步。这首次从科学层面证明，做梦对于改善人们在清醒时的生活发挥着重要的作用。

这项实验还确定了哪些类型的人更容易做与目标相关的梦。在研究开始之前，人们根据自己在心里创造实物画面和场景的能力来评判各自的想象能力。依照想象力排序，每个人都将被归为"高视觉体验者"或"低视觉体验者"。32% 的高视觉体验者梦见了他们的目标，而低视觉体验者中只有 12% 梦见了他们的目标。简而言之，这项研究证明有些人是天生的做梦者，并进一步证明了梦境可以帮助人们实现目标。

研究的最后一部分也开始探讨是否可以鼓励人们梦见自己的目标，并实现这些目标。所有的志愿者被随机分配到三个组。第一组为对照组，他们没有得到任何关于如何实现目标的建议。第二组被要求在一天中花几分钟想象自己是按照与他们的目标相一致的方式行事。例如，如果一个志愿者想要健康饮食，那么研究者会让他想象自己吃了一片水果而不是一块蛋糕。同样，如果他们想要戒烟，就想象每当自己想吸烟时都会使用电子香烟。最后一组被要求完成同样的想象训练，但并不是在白天创造一些心理想象，而是在睡前通过想象一些画面来影响他们的梦境。结果再次揭示出梦境想象的力量。与所有其他的志愿者相比，那些在睡前进行想象操练创造梦境的人，其实现目标的可能性要高出 10 个百分比。

研究表明，人们真的可以使他们的梦境成为现实。这种全新的改变方式将对我们的个人和职业生活的各个方面产生重要的影响。虽然这项工作十分重大，但现在只是研究旅程的开端。我们还需要更多的研究来探讨如何更好地让人们将他们的目标融入到梦境中。从运动到自我解救，从创业到教育事业，等等。我们是时候利用黑夜睡眠的力量了。

几个世纪以来，人们一直尝试控制自己的梦境。如今，睡眠科学已然可以帮助人们创造自己的神奇的夜晚体验。世界各地数以百万计的人能够因此创建属于自己的完美梦境，将噩梦变为甜蜜的美梦，并在安稳的睡眠中改变他们的生活。梦境控制已经从一个科幻概念变为科学现实。

眠
睡 能 量
正

Night
School
h
Night School Night
ight School
School Night Nig
h
Night School Nig
School
h
ool
h

终章

该入睡啦

我们将粉碎一些谣言，揭示 10 个每位成人和儿童都应该知道的关于睡眠和做梦的真相，并开始着手改变世界。

当我开始做关于本书的讲座时，我通常会给听众阅读如下的陈述，并请他们向我举手示意自己认为正确的陈述。

（1）当我入睡时，我的大脑不再工作。

（2）即使睡眠时间少，我的身体和大脑依旧能正常工作。

（3）小憩是懒惰的标志。

（4）打鼾虽令人厌恶，但对身体无害。

（5）我能知道自己何时感到困倦。

（6）梦是由毫无意义的思想和图像所组成的。

（7）睡眠是为无能者准备的，而多产的人睡觉的时间会更短。

（8）我的睡眠很充足，所以没必要再改善些什么。

（9）睡前少量的酒精摄入能帮助睡眠。

（10）周末能弥补我之前的睡眠不足。

（11）青少年睡眠时间过多会变得懒惰。

（12）睡前吃奶酪会导致做噩梦。

以上所有的陈述都暗示睡觉和做梦是毫无价值的，并且认为可以通过吃些药片和少量的睡眠来缓解疲倦。在我朗读期间，每一个陈述都有许多人举手。在前面的章节中我们详尽地讨论了这些话题，让我们逐一快速浏览这些陈述，唤醒我们的记忆吧。

（1）当我入睡时，我的大脑不再工作。

谣言。入睡后你的自我意识不再工作，因此你可能感觉自己处于休眠的静止状态。事实上，在睡眠期间，大脑仍然在高速运转，且正在进行数项对身体健康有益且必需的任务。

（2）即使睡眠时间少，我的身体和大脑依旧能正常工作。

谣言。睡眠是一种生理需求，是必不可少的环节，不能被略去。当然你可以迫使自己减少睡眠时间，但是你将得不到充分的休息，而这会导致你的思维、感官和行为受到损害。

（3）小憩是懒惰的标志。

谣言。你的生物钟使你在夜晚和午后的一小段时间内感到困倦。打盹是非常自然的现象，它能帮助你变得更为敏捷、专注、多产和富有创造力。

（4）打鼾虽令人厌恶，但对身体无害。

谣言。打鼾可能是睡眠呼吸暂停症的一种临床表现。这种严重的状况能使你一整晚体会到数百次的微清醒，而这会增加你患心脏病、肥胖症和癌症的风险。

（5）我能知道自己何时感到困倦。

谣言。人们对于自己疲劳程度的判断总是非常糟糕。因此他们往往在昏昏欲睡时还拼命地压榨自己，白天苦命硬撑，却不知此时自己早已不在最佳状态。

（6）梦是由毫无意义的思想和图像所组成的。

谣言。当你做梦时，大脑通常试图处理你的忧愁。如此这般，梦境能够针对你的忧愁提供有用的启示，并同时帮你想出新颖的方法来解决这些问题。

（7）睡眠是为无能者准备的，而多产的人睡觉的时间会更短。

谣言。如果你睡眠不足，那么你将很难集中注意力，变得容易引发事故、缺少意志力，并变得低产。更糟糕的是，你将增加自己患肥胖症、心脏病的概率。

（8）我的睡眠很充足，所以没必要再改善些什么。

谣言。目前只有少部分人是超级睡眠者。他们几乎每晚的睡眠质量都很高，想睡就睡，并通常做美梦。比起大多数人，他们更快乐、健康和富有。即使你的睡眠还不错，你仍然能不断提升自我，成为一名超级睡眠者。

（9）睡前少量的酒精摄入能帮助睡眠。

谣言。酒精或许能帮助你入睡，但是它同样会导致夜晚变得更为混乱。即使是少量的饮酒，都将导致深层睡眠的时间减少，梦的数量降低并且更易打鼾。

（10）周末能弥补我之前的睡眠不足。

谣言。睡眠不足时你将产生一笔睡眠债务。利用一天的时间尽量多睡确实能缓解这一问题，但是它并不能使你完全恢复，得以充满精力地迎接下一周的挑战。随着时间的推移，这种生活方式将导致许多因睡眠不足而产生的问题。

（11）青少年睡眠时间过多会变得懒惰。

谣言。当人们进入青春期，生物钟会推迟大约 3 小时，而这将使他们的作息方式变得更为"夜间型"。此外，青少年每晚需要 9—10 小时的睡眠。他们并没有变得懒惰，这只是生物学在起作用。

（12）睡前吃奶酪会导致做噩梦。

谣言。这个谣言很可能源自查尔斯·狄更斯的小说《圣诞颂歌》。2005 年，英国奶酪委员会邀请了 200 名志愿者连续一周在入睡前食用一小片奶酪，并在第二天清晨复述他们的梦境。没有一个人做了噩梦。

所有这些陈述都是错误的。然而，绝大部分的公众都坚信这些是正确的，从而非常不重视睡觉和做梦。这已经对社会造成了恶劣的影响。人们并没有庆祝夜晚的到来，相反，睡觉和做梦如今被认为是对生活的打扰。多年来，我们都生活在一个得不到充足睡眠的世界。绝大多数的学生清晨入校后明显感觉睡眠不足，成年人的睡眠债务屡创新高，安眠药的需求逐年递增，上百万的人以一种僵尸的状态开始每天的工作，而这也正摧毁着他们的人际关系、身体健康和生产能力。或许当前比起历史上的任何一个阶段都更急需改变我们对夜晚的态度。我坚信一场革命势在必行。

在这本书中，我们一起探索了关于睡眠与做梦的科学。在前几章中，我们发现了生活中每个夜晚你的大脑都发生了什么，睡眠不足所造成的严重后果，超级睡眠的秘密，赶走出现在你床上的鬼怪的最佳方法，以及关于睡眠学习和小睡的许多惊人事实。之后的章节中，我们揭示了梦境中究竟出现了什么，探究了梦境如何针对你的忧愁提供有用的见解，并学习了如何体验完美的夜晚幻想。不幸的是，直到现在，许多研究材料仍深藏在学术期刊中。这一现状亟待改善。同时，我们希望每一个成年人和儿童都拥有识字计算的能力，这样我们就能确保他们可以理解这些睡眠科学最基础的发现。

本书中，我们学会了一系列快速而高效的方法来帮助人们得到高质量的睡眠，并从自己的梦境中受益。这些方法能帮助人们从糟糕的睡眠者变成睡眠小能手，也使睡眠良好者完成从良好到卓越的腾飞。现在最为关键的是将这些方法变成常识。为此，我提出了"唤醒睡眠正能量的法则"——唤醒睡眠正能量最有效的10种方法列表。我希望在未来的岁月中，这个法则能成为国家教育课程中的一部分，并通过媒体和网络广而告之。如果这一梦想得以实现，那么数百万人将能够充分利用夜晚来提高生活质量。

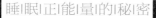

睡|眠|正|能|量|的|秘|密
唤醒睡眠正能量的
法则

Night School Night School

下面是 10 种方法，以帮助每个人最大限度地利用好夜晚的时间 *。

如果你想在就寝时感到困倦，帮助自己更快入睡——

请赶走蓝光：试着在就寝前佩戴 2—3 小时的琥珀色镜片的眼镜。它能阻隔刺激你大脑的蓝光，并使你感到困倦。

如果你想快速入睡——

请使用积极的想象和遵循悖论原则：首先，想象自己出现在一个令人感到愉悦的场景。请将场景尽可能地细化，但请避免想象令人血脉偾张的场景。比如你可以计划梦寐以求的假期，或思考如何安排夜生活。如果这些都不起作用，试着保持清醒。虽然听起来很奇怪，但迫使自己保持清醒，的确是让你感到困倦的最佳方法之一。

如果你躺在床上时深感焦虑——

列份清单：如果你的脑海中充斥着许多忧愁，那么请你将明天需要做的事情都罗列出来。如果你对特定的事件深感焦虑，请同样记录在清单中，随后就让它在脑海中沉浮，而不是刻意去思考它。

---

* 这些练习的给出，旨在提供一些健康医生会采用的方法。如果你认为你或你的孩子有心理方面的疾病，那么请咨询专业医生。

如果你在午夜醒来——

拼图游戏：你可能会经历一种非常自然的现象，即"多段式睡眠"，指的是人们分两大段时间睡眠，其中大约会有 30 分钟的间隔。然而当你清醒的时间超过 20 分钟，那么你可以起床做几分钟不刺激的活动，比如玩拼图游戏。

如果你想在睡眠中学习——

睡眠学习真正的秘密：睡眠能增加记忆力，所以不必熬夜到很晚，试图强塞信息到你的大脑中。相反，请在白天学习，入睡前提醒自己重要的知识点，然后在夜晚尽情地睡觉吧。

如果你想克服时差——

预订航班请遵循简单的谚语："向东飞，早点飞。向西飞，晚点飞。"

如果你想在白天增强脑动力——

神经小憩：小憩能帮助你变得更警觉、更具创造力和更高产。神经小憩包括当你学习或头脑风暴时听会儿音乐，随后当你小憩时播放相同的音乐。小憩大约能提升 60% 的记忆力和创造力。

如果你重复经历一个梦魇或噩梦——

想象操练治疗：白天花些时间描述自己的噩梦，为这个噩梦创造一个不同的结尾，随后想象这个新的改良版的结局。研究表明，这一简单的方法能减少 90% 的噩梦。

如果你想从新的视角来审视自己的忧虑——

做梦即可：详细描述一个惊人的梦想，思考它如何得以在生活中实现的方法，并以此作为改变的契机。研究显示，大约有 80% 的人发现这一方法能对自身的忧虑提供新的视角或见解。

如果你想实现一个目标——

睡前暗示的力量：当你入睡前，请告诉自己你想要梦见自己需要如何做才能实现目标。比如，如果你想更频繁地去健身房，那么请想象自己正穿上运动鞋准备出门。当你渐渐入睡时，告诉自己你希望这些影像出现在梦境中。

即使是这些，也仅仅是冰山一角。社会的每一个方面，几乎都需要经历一场革新。医生们应该意识到新的睡眠科学的价值，它能用来促进身体健康和克服心理疾病；全球的企业家们急需意识到鼓励员工们在休息室小憩一会儿能有效地增加工作效率；酒店和机场可以实施有效的方法来帮助疲倦不堪的旅客克服时差所带来的糟糕影响；中学和高校应确保每个孩子都了解如何得到良好的夜间睡眠，学会如何在入睡后进行学习，并懂得如何减少噩梦的出现。简而言之，夜晚应该成为新的一天。

多年来，自我发展运动注重提升人们清醒时的生活质量。是时候该庆祝睡眠新科学的到来，并充分利用好被我们错过的三分之一天了。拥抱夜晚的时间到来了。或许最为重要的是，该睡觉啦。晚安。

唐纳德和大象在学校

珍妮·汉贝尔顿和理查德·怀斯曼

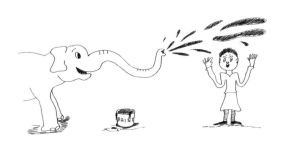

阳光明媚的一天，唐纳德开心地走去学校。这一天孩子们都特别兴奋，因为他们将在午后乘坐金光闪闪的旅游车去新的公园郊游。

"我有个有趣的预感，我觉得今天将是我的幸运日。"唐纳德对自己悄悄地说。砰！唐纳德迎面撞上了一头灰色的大象。

"你好，"大象友好地说道，"我从未去过学校，我能和你一起去学校看看吗？"

"当然可以。"唐纳德回答道。

铃声响起，唐纳德将大象带进了教室。

"你的大象只有足够优秀和乐于助人才能待在这里。"老师说道。

"我肯定他一定可以的。"唐纳德说。

在画图课上，大象穿上围裙后，将所有的颜料都吸入了自己的鼻子。

随后他将颜料全部喷向了老师。

"天哪，这真是个灾难。"唐纳德暗暗想着。

在课间用餐期间，孩子们将果盘递给了大象，让他选择一种水果。大象卷起了所有的水果一口吞了下去。

"天哪，这真是个灾难。"唐纳德暗暗想着。

游泳的时间到了。唐纳德借给大象一条游泳裤，随后大象也跳入泳池中。但当他跳入时，所有的水都溢了出来。

"天哪，这真是个灾难。"唐纳德暗暗想着。

午餐前，唱歌的时间到了，但是大象的声音太响了，以至于所有的孩子都用双手捂住耳朵。

"天哪，这真是个灾难。"唐纳德暗暗想着。

老师很生气："我说过你的大象只有足够优秀和乐于助人才能待在这里。目前为止他已经喷了我满身的颜料，吃光了所有的水果，清空了泳池中的水，还使每个人的耳朵都受到了他恐怖的歌唱声的荼毒。他就是个灾难。"

唐纳德非常难过。他认为今天本该是自己的幸运日，但是一切仿佛都出了错。"请再给他一次机会，"唐纳德说，"他非常想变得友善和乐于助人。"

郊游的时间终于到了！孩子们争相登上了旅游车，而大象也系好了安全带，坐在唐纳德身旁。没开多久，就听到轮胎发出了"砰"的一声。

"天哪，这真是个灾难。"唐纳德暗暗想着。

大象走下旅游车，用自己的鼻子将轮胎的气吹满。

"我知道他一定是非常友善且乐于助人的。"唐纳德说。

当孩子们来到公园却发现大门被锁上了。

"哦"别担心，"老师说，"我有钥匙。"

话刚落地，一个孩子蹦到老师面前。钥匙被碰落掉在了水沟里。

"哦，不，"孩子们齐声叫道，"这真是个灾难！"

说时迟那时快，大象跳到水沟里，用他长长的鼻子小心地将钥匙托起并交到老师的手中。每个人都欢呼雀跃，并一致认为唐纳德今天在上学的路上遇到大象是非常幸运的。

"这件事表明了，"老师说道，"塞翁失马，焉知非福！"

回家的路上，唐纳德很想知道明天大象是否会回到学校，但他再也没见过大象。

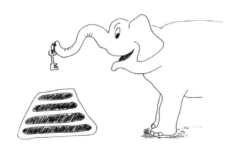

当你阅读完这个故事，请给出你对此的理解，比如"好吧，唐纳德认为将大象带到学校去的决定是一个灾难，但结果却是皆大欢喜——这个故事表明坏事最终也能变成好事"。

致谢词

　　首先，我由衷地感谢赫特福德郡大学多年来对我工作的支持，感谢克莱夫·杰弗里斯和艾玛·格里尼阅读本书的初稿。感谢史蒂维·威廉姆斯、克里斯·伊济科夫斯基、斯蒂芬·拉伯格、斯坦利·克里普纳、罗莎琳德·卡特赖特，以及珍妮·汉贝尔顿所给予的无价贡献。感谢我的经纪人帕特里克·沃尔什以及编辑乔恩·巴特勒，没有他们就没有这本书的面世。感谢 DOW 为本书制作精美的插图。特别感谢我的好同事、好战友、好搭档卡罗琳·瓦特。最后，请允许我向所有将职业生涯奉献给黑夜研究的睡眠科学家，以及成千上万热心积极的志愿者表达最诚挚的感谢。

关于作者

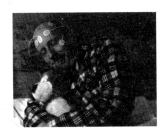

　　理查德·怀斯曼在赫特福德郡大学拥有全英唯一一个大众传播心理学的教授职位。他的研究范围涵盖运气、幻觉、劝导、自我帮助等方面。他的研究报告多次发表在全球顶尖的学术期刊上。

　　理查德的许多著作已被翻译成 30 多种语言，其中包括《抓住幸运四原则》《怪诞心理学》《怪诞心理学 2：探索你的超能力》《59 秒》和《正能量》。

　　在 YouTube 上他的心理视频拥有超过 1.5 亿次的点击量。他的演讲遍及全球各大重要组织机构，包括英国皇家学会、瑞士经济论坛以及谷歌公司。

　　在 Twitter 上，理查德是最受推崇的英国心理学家。他最近更是被

《星期日独立报》列为改善英国居住环境的百位名人之一。

　　超过 200 万名志愿者参与到他大规模的实验中。而他也是魔术师达伦·布朗、名厨赫斯顿·布卢门撒尔、摇滚才子尼克·凯夫、艺术家杰里米·戴勒、《流言终结者》栏目以及美剧《超感警探》的创意顾问。

　　理查德是英国科学协会的荣誉成员，是 2010 年爱丁堡国际科学节的特约策划。他在职业生涯初期是一名专业的魔术师，是英国魔术协会的成员之一。

图书在版编目（CIP）数据

睡眠正能量 /（英）怀斯曼（Wiseman,R.）著；陈蕾译 . — 长沙：湖南文艺
出版社，2015.4
书名原文：Night school wake up to the power of sleep
ISBN 978-7-5404-7072-2

Ⅰ.①睡… Ⅱ.①怀… ②陈… Ⅲ.①睡眠—基本知识
Ⅳ.① R338.63

中国版本图书馆 CIP 数据核字（2015）第 023455 号

著作权合同登记号：图字 18-2014-225

©中南博集天卷文化传媒有限公司。本书版权受法律保护。未经权利人许可，
任何人不得以任何方式使用本书包括正文、插图、封面、版式等任何部分内
容，违者将受到法律制裁。

上架建议：心理励志

Copyright © by Richard Wiseman
This edition arranged with Conville & Walsh Limited through Andrew Nurnberg
Associates International Limited.

睡眠正能量

作　　者：[英]理查德·怀斯曼
译　　者：陈　蕾
出 版 人：刘清华
责任编辑：薛　健　刘诗哲
监　　制：蔡明菲　潘　良
特约编辑：张思北
版权支持：辛　艳
封面设计：主语设计
版式设计：张丽娜
内文排版：百朗文化
出版发行：湖南文艺出版社
　　　　　（长沙市雨花区东二环一段 508 号　邮编：410014）
网　　址：www.hnwy.net
印　　刷：北京鹏润伟业印刷有限公司
经　　销：新华书店
开　　本：880mm×1230mm　1/32
字　　数：205 千字
印　　张：9
版　　次：2015 年 4 月第 1 版
印　　次：2020 年 1 月第 2 次印刷
书　　号：ISBN 978-7-5404-7072-2
定　　价：38.00 元

（若有质量问题，请致电质量监督电话：010-84409925）